# TRAITEMENT

## EFFICACE

*Des Convulsions et Affections vaporeuses par la décoction et la poudre de feuilles d'oranger; du Scorbut et autres maladies de pareille nature, par les bourgeons de sapins, de pins, l'eau de gaudron et le tresle aquatique; des maladies vénériennes par différentes espèces de végétaux; de la rage par le vinaigre ordinaire, et de la Manie par le vinaigre distillé; des Hémorragies et des chutes par l'arnica, l'herbe à Robert, ou le géranium à squinancie; de l'Hydropisie par une clairette purgative; de la Gale par la dentelaire; et des croûtes laiteuses et autres, par la violette-pensée.*

PAR J. P. BUC'HOZ, Médecin-Naturaliste.

A PARIS,

Aux frais de la dame BUC'HOZ, épouse de l'Auteur, et se trouve chez elle, rue de l'Ecole-de-Médecine, N° 30.

An XIII (1805.)

A L'HUMANITÉ SOUFFRANTE,

et aux moyens de remédier à ses maladies,

par le seul usage des végétaux.

*Liste des maladies dont on a publié le traitement dans la* Méthode de les traiter, etc. *dont cet Opuscule fait la suite.*

La phthysie pulmonaire.
L'asthme.
La descente de matrice.
L'incontinence d'urine.
Les plaies, blessures et ulcères.

# L'AN 1804,

## A JAMAIS MÉMORABLE

## DANS LES FASTES DE LA FRANCE,

tant par le couronnement du premier de ses Empereurs, dont les soins paternels ne s'étendent pas seulement à tâcher de procurer la paix à ses états, mais encore à y faire fleurir les sciences négligées, l'agriculture, le commerce et les arts, que par l'arrivée dans cette capitale, du Souverain Pontife, qui n'a pas craint les fatigues d'un grand voyage, pour venir en France y défricher des champs stériles et répandre partout les germes d'une religion sainte, respectable, qui était presqu'entièrement anéantie, et qui néanmoins est le principal fondement d'un état.

Sous de pareils auspices, puis-je trouver une circonstance plus favorable pour présenter aux Français, mes compatriotes, le résultat de 60 années de travaux, de veilles et de voyages, pour lesquels j'ai sacrifié toute ma fortune et préféré le bien général à mon bien particulier.

En vous offrant, *mes Compatriotes*, cet Opuscule, les précédens et les suivans, qui, par la médiocrité de leurs prix, peuvent être à la portée d'un chacun, je vous offre la quintessence de ce qui peut vous être utile pour votre nourriture, la conservation de votre santé, la multiplication de vos bestiaux, l'amélioration de vos domaines, de vos arts et métiers; et en effet, c'est dans les végétaux que consistent les richesses d'un état, infiniment préférables aux mines d'or du Potosi. Quelles ressources plus avantageuses que celles de ce règne, peut doncpr ésenter aujourd'hui un vieillard de 75 ans, épuisé sous le poids des années, accablé par l'immensité de ses travaux, qui en a fait toute sa vie une étude particulière; il n'est pas de ces botanistes qui ne s'occupent qu'à nous donner des descriptions sèches et stériles des plantes, sans nous apprendre à en connaître les propriétés; il n'a jamais voulu s'entendre dire: *à quoi cela est-il bon?* il a toujours cherché à instruire les amateurs des avantages qu'ils peuvent retirer des végétaux.

Agréez donc, mes chers Compatriotes, la dédicace que je vous fais de mes Opuscules; je les ai rédigés pour vous, ils vous appartiennent à plusieurs titres; je ne vous demande qu'une grâce, s'il se trouve encore parmi vous certaines personnes assez amies de l'humanité, protégez ma vieillesse chancelante, et soustrayez-moi, à mon âge, aux traits vénéneux et empoisonnés de mes ennemis.

Et vous Rédacteurs d'Ouvrages périodiques, jadis mes confrères, par la *Nature considérée* que j'ai publiée, les trompettes de la Renommée, faites connaître par toute la terre l'ambition qui m'a toujours dévoré, qui me dévore encore, et dans laquelle je finirai mes jours, et l'envie d'être utile à ma patrie. Si je n'ai pas toujours eu le bonheur de réussir, malgré toutes mes peines, et tout mon desir, du moins doit-on avoir pour moi quelques égards, quand bien même ce ne serait que pour mes tentatives.

Jos.-P. BUC'HOZ,
l'infortuné vieillard, ci-devant Docteur en Médecine, membre de plusieurs Académies, et Médecin de Souverain et de Princes.

# LETTRE

## SUR

# LES FEUILLES D'ORANGER,

## *Propres dans les Convulsions et les Affections vaporeuses.*

---

DANS le nombre infini de maladies qui attaquent le genre humain, les plus communes sont, monsieur, les affections vaporeuses et convulsives; ces maladies sont comme autant de prothées, qui se manifestent sous différentes formes; elles n'épargnent personne; les grands du monde, au milieu de l'éclat de leur splendeur, n'en sont pas exempts; ils y sont même encore plus sujets que le pauvre dans sa cabane. La médecine pratique a cherché envain jusqu'à présent des remèdes propres à cette maladie. Quelques médecins modernes ont conseillé les eaux spiritueuses, d'autres ont eu recours aux bains; mais ni les uns ni les autres n'ont encore pu parvenir à remplir totalement les indications de ces maladie. Je vous offre ici, monsieur, un remède parmi les végétaux, qu'on peut regarder comme un vrai, et même comme le seul spécifique dans ces cas; il n'est pas uniquement bon pour les vapeurs, mais il fait encore merveille dans toutes les maladies qui reconnaissent pour cause un vice dans le genre nerveux; il convient aussi dans l'épilepsie. Ce remède se prépare avec les feuilles d'oranger ; les médecins-praticiens ont toujours regardé les fleurs, le fruit, tant l'écorce que la pulpe de cet arbre, comme un excellent médicament en plusieurs cas ; mais ils n'avaient pas encore mis au rang des remèdes internes ses feuilles : c'est aux médecins de Vienne que nous sommes redevables de la connaissance de ce spécifique.

Des personnes de la première distinction communiquèrent dans le temps à M. Westeroff, médecin à la Haye, un remède pour les maladies convulsives, en lui imposant la condition de ne le faire connaître à personne qu'avec le consentement de l'inventeur. Ce médecin en donna une petite quantité à M. Haën, médecin à Vienne, en l'assurant qu'il en avait éprouvé d'excellens effets. M. Haën trouva, au mois de janvier 1761, une occasion d'essayer ce remède nouveau, qui réussit au-delà de ses espérances. Ce grand praticien, si renommé par ses savantes observations, apprit quelque temps après, par le moyen de l'expert oculiste Wincel, et par la voie de M. Velse, médecin à la Haye, que ce prétendu secret n'était autre chose que les feuilles d'oranger. Sur ces témoignages, M. le baron de Wansvieten, premier médecin de leurs majestés impériale et royale, en fit ramasser une quantité et en envoya à tous les hôpitaux pour en faire des expériences. MM. de Haën et Locher ont publié leurs observations, je vais, monsieur, vous les rapporter d'après leurs écrits; vous remarquerez par-là de quelle utilité sont ces feuilles pour les convulsions et même pour l'épilepsie; et après ces observations, je vous ferai part de quelques-unes des miennes, qui vous démontreront que si ces feuilles sont bonnes dans les convulsions et dans l'épilepsie, elles sont encore plus efficaces dans les affections vaporeuses qui reconnaissent la même cause, mais dans un degré de beaucoup inférieur.

Une fille de dix-huit ans, dit M. Haën, avait des convulsions si surprenantes et si terribles, qu'il y a très-peu d'exemples d'un pareil état; il n'y a même point de genre de convulsions dont elle ne fût attaquée, aucune partie de son corps n'en était exempte, et des symptômes nouveaux et extraordinaires changeaient presque tous les jours cette terrible scène; elle s'élevait souvent en l'air en faisant des sauts aussi hauts que si des hommes robustes l'eussent élevée. Pendant environ trois semaines, un célèbre médecin de Vienne mit constamment en œuvre toutes les ressources que l'art et sa pratique ont pu lui suggérer, mais ce fut en vain; l'impératrice reine m'ordonna de me joindre à ce médecin pour soulager cette fille, qu'elle honora de sa protection. J'engageai mon collègue de faire prendre à la malade de la poudre de M. Westerhoff, qui, loin de pouvoir lui être nuisible, avait souvent produit des effets très-surprenans; nous lui en prescrivîmes un scrupule, que nous mêlâmes avec du chocolat; dès le même jour ses convulsions, qui duraient ordinairement douze heures, se terminèrent en trois; le second jour qu'elle en prit, leur durée fut uniquement d'une demi-heure; à peine eut-elle, le troisième jour, un léger pressentiment de ses accidens précédens; les jours suivans, elle ne sentit plus rien du tout: bientôt après les forces lui revinrent, ainsi que la vivacité et la gaîté, ce qui ne nous empêcha pas néanmoins, moi et mon collègue, de lui faire continuer, jusqu'au 14ᵉ, cette poudre à pareille dose. Depuis ce temps, ajoute M. Haën, elle a toujours été en bonne santé. — Une jeune fille fut aussi guérie entièrement des restes de la danse de Sᵗ.-Witt, dont elle était attaquée, après avoir pris intérieurement, pendant dix jours, un scrupule de cette poudre. M. Wincel, continue M. Haën, assure que le secret de cette poudre n'est autre chose que des feuilles d'oranger; qu'on pourrait parconséquent délayer, avec autant d'efficacité, dans une boisson convenable, la poudre de ces feuilles. Voici, monsieur, comment s'en fait la décoction, lorsqu'on n'en veut pas faire usage en poudre, suivant M. Velse; c'est toujours d'après les écrits de Haën que je parle. — On prend cent vingt feuilles d'oranger, c'est-à-dire, environ une once six gros, on les fait cuire dans vingt onces d'eau de pluie, pendant l'espace de deux ou trois heures, dans un vaisseau fermé; on passe; on ajoute à la colature dix onces de vin rouge et du sucre en suffisante quantité pour rendre la boisson agréable; le malade en prend chaque jour deux, trois ou quatre fois, suivant que le cas l'exige, à la dose de deux ou trois onces. Ce remède, suivant Velse, fortifie singulièrement les malades, quelquefois même il adoucit considérablement les douleurs de la colique du Poitou; il fait cesser les vomissemens, symptômes de cette maladie; cette décoction opère encore plus efficacement que les opiats et les purgatifs. Velse prétend aussi qu'elle est bonne dans les convulsions hystériques.

Un enfant de deux ans, dit Haën, d'après Velse, avait, depuis un an, tous les jours de légères convulsions; depuis six mois il avait encore des attaques qui lui faisaient jeter des espèces de cris convulsifs; il se ressentait aussi de l'épilepsie, et quelquefois même de la catalepsie. Cet enfant prit trois fois par jour, pendant l'espace de vingt jours, de la décoction de feuilles d'oranger, sans soulagement sensible; mais dans la suite ce remède produisit un tel effet, qu'au bout d'un mois il n'avait pas la plus légère apparence de mal; il paraissait gai, doux, et dans l'état naturel.

J'ai éprouvé, continue de Haën, l'efficacité de cette décoction d'oranger. Un homme de cinquante ans, à la suite d'une migraine ou mal de tête violent, se trouva attaqué d'horribles convulsions du visage, qui se répétaient vingt ou trente fois le jour ; il avait en outre tellement perdu la mémoire, que quoiqu'il connût tous les objets qui l'environnaient, il ne pouvait se rappeler leur nom. Deux onces de cette décoction, données de deux heures en deux heures, changèrent sensiblement son état, et dans l'espace de six jours la maladie fut entièrement dissipée, ainsi que tous ses symptômes, et toutes les fonctions se trouvèrent rétablies.

Une fille de seize ans, c'est toujours d'après M. de Haën que je vous écris, ayant été attaquée d'une fièvre scarlatine, ou pourprée, au mois de septembre 1764, eut des convulsions le 7 octobre, devint paralytique du côté droit, et perdit entièrement la voix. Les secours qu'on a coutume d'employer en pareils cas n'ayant produit aucun soulagement, Wanswieten me l'adressa pour être appliquée à ma machine électrique. Ce remède ne produisit qu'un très-petit changement ; je me déterminai pour lors à lui donner, trois fois par jour, de la décoction de feuilles d'oranger, ensuite à la garder pendant ce temps. Elle était électrisée tous les jours exactement. Ce traitement a déjà duré un mois, dit de Haën dans ses écrits, la malade recouvre la voix d'une manière qui étonne; desorte qu'il y a espérance que la voix reviendra entièrement et que la paralysie sera dissipée totalement. Cette observation m'a déterminé, et c'est par où a fini M. de Haën, à donner des poudres de feuilles d'oranger à tous ceux que je fais électriser maintenant, pour voir si je pourrais recueillir un plus grand nombre de preuves qu'au moyen des feuilles d'oranger le traitement électrique peut avoir de plus heureux succès.

Des observations de M. de Haën, je passe à celles de M. Locher, aussi médecin de Vienne, qui constatent la vertu des feuilles d'oranger dans l'épilepsie. Avant de prescrire ce remède aux épileptiques, il fait faire une saignée du pied pour opérer la révulsion des humeurs, ensuite il prescrit les feuilles d'oranger; il les ordonne sous deux formules différentes, ou en poudre, à la dose d'un demi-gros, à prendre en une seule dose, matin et soir, ou en décoction, à la dose d'une poignée, qu'on hache et qu'on fait cuire dans une livre d'eau de fontaine, jusqu'à réduction de moitié; on en fera prendre la colature le matin à jeun, dans une seule dose, au malade, et on n'en prend point le soir.

Le nommé ....., âgé, de quinze ans, dit M. Locher, était tombé, il y avait sept ans, au moment où il s'y attendait le moins, dans un ruisseau profond et froid, il en fut si fort épouvanté qu'il fut à l'instant attaqué d'un accès d'épilepsie, et depuis cet accident il avait presque tous les jours un accès violent de ce mal, qui durait plusieurs heures; j'ai commencé à lui faire prendre les feuilles d'oranger au commencement du mois d'avril 1760. Pendant tout ce mois, ainsi que pendant le suivant, il n'a eu que trois, quatre ou cinq accès d'épilepsie; il n'en eut point pendant le mois de décembre, et il n'en ressentit qu'un très-léger au mois de janvier 1762.

Le nommé...., âgé de 15 ans, que l'effroi d'une chute inattendue avait rendu épileptique six ans auparavant, avait depuis ce temps un accès de cette maladie deux ou trois fois par semaine. Comme je soupçonnais que ce jeune homme avait des vers, je lui fis prendre une poudre anthelmentique ou vermifuge, dans laquelle entrait l'*assa fœtida*; le malade alla plusieurs fois à la selle et rendit des ascarides; je lui fis continuer l'usage de cette poudre jusqu'à ce qu'il ne rendît plus de vers, mais les accès n'avaient point diminué; le 15 avril il commença l'usage de la poudre des feuilles d'oranger; il eut des convulsions le 21 avril et le 16 mai; il y a maintenant dix mois qu'il prend ce remède, il est entièrement guéri de sa maladie; pendant les deux derniers mois, il n'a pris de la poudre d'oranger que trois jours de la semaine, et seulement une seule fois ces jours-là.

Le nommé...., âgé de dix-sept ans, ayant vu un épileptique dans un accès, en eut un violent dans le même jour; les convulsions ayant ensuite augmenté de jour à autre, on l'apporta à mon hôpital. Lorsqu'il eut commencé à faire usage de la poudre des feuilles d'oranger, il fut pendant dix-huit jours sans ressentir aucun accès d'épilepsie; l'accès qui revint ensuite fut beaucoup moins violent. Je lui fis continuer le même remède pendant deux mois, et on ne remarqua plus dans la suite de symptômes d'épilepsie.

Le nommé...., âgé de dix-huit ans, qui avait eu un accès épileptique presque tous les jours, pendant une année entière, vint à mon hôpital le 9 mai 1761. Je lui fis prendre de la poudre de feuilles d'oranger; bientôt les convulsions cessèrent, et le remède ayant été continué l'espace de deux mois, elles ne reparurent plus davantage; le jeune homme se trouvant en bonne santé, quitta l'hôpital.

Le nommé...., âgé de vingt-deux ans, qu'une peur avait rendu épileptique, avait tous les huit jours des accès de ce mal; il a commencé à faire usage du nouveau remède à la fin du mois d'avril 1761, et depuis ce temps il est tellement soulagé, qu'il est maintenant deux ou trois semaines sans accès; quand il en a, ils sont toujours moins violens que les précédens; il y a aujourd'hui six semaines qu'il n'a eu d'accès, et toutes ses fonctions se font bien.

Locher rapporte encore plusieurs observations, que je passe sous silence pour éviter la diffusion dans ma lettre; peut-être, monsieur, me suis-je déjà trop étendu sur ces objets.

L'auteur conclut, en finissant, que les feuilles d'oranger soit en poudre, soit en décoction, ont eu des effets merveilleux dans les fortes épilepsies, où elles sont, dit-il, si efficaces, que dans plusieurs cas elles ont diminué la violence de la maladie, et ont rendu les intervalles entre les accès beaucoup plus longs que de coutume ; elles ont même, dans certains cas, dissipé entièrement la maladie. Enfin, de tous les remèdes connus précédemment, il n'y en a point qui ait produit un effet aussi constant que les feuilles d'oranger.

J'en ai prescrit moi-même, monsieur, dans l'épilepsie, et avec succès. Une fille âgée d'environ trente ans, vint me consulter en 1755, pendant un de mes séjours à Metz; elle était fortement attaquée d'épilepsie, les paroxismes se succédaient presque les uns aux autres; je lui conseillai une saignée du pied, après quoi un vomitif et ensuite un opiat avec le quinquina, le cinabre factice, les racines de valériane et de pivoine mâle, le gui de chêne et les feuilles d'oranger, de chacune parties égales, le tout incorporé avec une suffisante quantité de sirop de capillaire; elle en prit tous les matins un gros, et par-dessus une décoction de feuilles d'oranger; elle continua l'usage de la décoction environ cinq ou six mois. J'ai appris bien long-temps après qu'elle se trouvait guérie.

Réfléchissant, monsieur, sur les vertus des feuilles d'oranger dans les convulsions et même dans l'épilepsie, je fus dans l'instant persuadé que ce remède serait très-efficace dans les passions hystériques et les affections vaporeuses dont le siége est dans le genre nerveux, de même que les convulsions et l'épilepsie; je me déterminai donc de prescrire la décoction de ces feuilles dans toutes les maladies qui reconnaissent pour cause quelque vice dans ce genre. De toutes les personnes auxquelles j'ai ordonné de ces feuilles, et qui en ont fait un usage constant, il ne s'en est trouvé que très-peu qui n'aient pas été radicalement guéries. Je ne puis assez, monsieur, vous conseiller d'en faire usage, tant pour vous que pour madame; cette boisson a une amertume très-agréable; vous pouvez encore l'adoucir avec un peu de sucre.

J'ai l'honneur d'être, etc.

---

# LETTRE

## *Sur les bourgeons de Sapin et de Pin, contre différentes maladies, principalement contre le Scorbut et la Pulmonie, et sur le Goudron et ses propriétés médicinales.*

UN remède fort usité dans cette capitale, depuis plus de quarante ans, sont les bourgeons de sapins et de pins du nord. C'est à M. de S[t].-Sauveur, consul de France en Russie, que nous sommes redevables, en France, de la connaissance des vertus de ces bourgeons pour différentes maladies; il est le premier qui nous en a envoyé; on s'en est servi depuis à Paris avec succès, pour guérir les ulcères et autres affections scorbutiques: les pulmoniques en ont encore reçu beaucoup de soulagement, par l'usage qu'ils en ont fait. Leclerc, médecin, entre dans des détails fort intéressans au sujet de leurs propriétés; c'est de ces détails dont je vous entretiendrai, monsieur, dans cette lettre.

J'ignore, dit Leclerc, comment les bourgeons de sapins et de pins ont fait fortune en médecine. Le fait que je vais rapporter pourrait bien en être l'époque.

« Vous savez qu'un grand nombre de peuples différens les uns des autres forme le corps de l'empire de Russie : c'est d'un de ces peuples que nous avons sans doute appris les vertus anti-scorbutiques du sapin. Les Finois d'Europe, qu'on appelait autrefois Czoud, et qui habitaient toute la partie occidentale de la Russie, ont produit trois branches : les Finois propres, dans la Carlie et l'Ingrie ; les Estons, dans l'Estonie, et les Lapons, qui possèdent un pays de plus de 1000 werstes, ou 200 lieues de France, depuis Kandalaes jusqu'à Kola. Leur nombre n'est que de 12000 familles ; le pain que ces habitans mangent est composé d'écorces de sapin mêlées avec de la farine ; ce pain n'est pas agréable au goût, mais il est bon contre le scorbut ; on en a fait des expériences ; il préserve les Lapons des maladies que produiraient leur nourriture et l'huile de morue, dont ils abusent. Il est impossible de jeter un coup-d'œil attentif sur la manière d'être, de se nourrir et de se guérir, dans les différens climats, sans en tirer quelques fruits ; l'instinct des peuples sauvages a éclairé plus d'une fois la raison des Européens en ce genre. Ce remède, dit Leclerc, est indiqué dans tous les cas où il faut dépurer le sang et en émousser l'acrimonie ; il procure des excrétions par les pores de la peau, ou par les urines ; il est surtout indiqué dans le scorbut, *in contracturâ scorbuticâ*, dans toutes les maladies des glandes et de la peau, dans la phthisie commençante, dans la langueur chronique, la goutte vague, etc. Les succès que j'en ai vu résulter dans ce dernier cas, ajoute M. Leclerc, me font soupçonner qu'on trouvera peut-être un jour dans les remèdes de cette nature, le spécifique d'une maladie presqu'incurable.

Il faut que ces bourgeons soient cueillis au printemps et séchés à l'ombre ; on les conserve dans un lieu sec, et on peut s'en servir de plusieurs manières ; celle d'Hoffmann est bonne dans le scorbut même avancé. En voici la formule :

Prenez bourgeons de pin, trois poignées, faites-les cuire pendant un quart d'heure dans une livre et demie d'eau ; quand cette décoction sera froide, ajoutez-y pareille quantité de bon vin blanc vieux ; laissez macérer encore le tout ensemble pendant un jour, exprimez ensuite. La dose à prendre est d'une once, de deux, de trois et même plus. Dans la goutte, je retranche le vin, dit Leclerc, de la décoction et j'y substitue une partie de lait ; dans la phthisie, j'ordonne deux parties de lait sur une de décoction.

Après vous avoir rapporté, monsieur, le sentiment de Leclerc, je vais vous faire part de l'extrait d'une lettre écrite de Paris le 5 février 1752, par M. de Villardeau, ci-devant consul de France en Russie, à M. de St.-Sauveur, pour lors commissaire de la marine à Amsterdam : cette lettre ne servira pas peu, monsieur, à vous confirmer dans les idées avantageuses que vous avez dû concevoir pour ces bourgeons, par les observations de Leclerc.

Pour satisfaire, dit M. de Villardeau, dans sa lettre, au desir que vous avez d'être instruit de la manière dont on use des bourgeons de sapin, je vous envoie ci-joint copie du mémoire qui me fut donné, il y a vingt ans, en Russie, par M. Thorn, lorsqu'à la sollicitation de ce chirurgien, je me déterminai à en faire usage dans une grande et longue maladie de langueur que j'eus à Moscow ; après avoir éprouvé inutilement tous les secours de la médecine, il opéra en moi un changement si considérable et si prompt, que je m'en suis toujours souvenu depuis, avec un véritable regret de m'en trouver dépourvu dans la maladie que j'ai eu à Paris. Les bourgeons que vous m'avez envoyés l'année dernière, ont été d'un excellent usage, non-seulement pour ma santé, mais aussi pour celle de quelques personnes auxquelles j'ai fait part de vos bienfaits. Entr'autres cures qu'ils ont opérées, il y en a une surprenante en la personne d'une pauvre créature couverte d'ulcères de la tête aux pieds.

Voici actuellement, monsieur, la manière de faire usage des bourgeons de sapins du nord, suivant Thorn.

Il faut avoir un vase ou coquemar de terre vernissé en dedans et rempli d'une pinte d'eau; on y mettra six gros ou trois quarts d'once de bourgeons, ensuite on lutera le couvercle du coquemar avec de la pâte de farine, pour empêcher l'évaporation, et on mettra le coquemar devant un petit feu pendant vingt-quatre heures, sans que la liqueur puisse bouillir, on aura soin d'entretenir toujours la chaleur égale.

Les bourgeons ayant infusé tout ce temps, le malade en boira l'eau tiède, sans la faire passer par le tamis; il en prendra trois gobelets le matin à jeun, et le reste dans l'après-midi, en faisant ensorte qu'il lui en reste un gobelet à boire en se couchant.

On se comportera, par rapport au régime, de façon qu'on ne mange aucune crudité et que l'on ne fasse aucun excès. Ceux qui feront usage de cette boisson ne seront pas surpris si dans les commencemens elle porte à la poitrine ou cause une pesanteur d'estomac. Cette boisson est souveraine contre les étourdissemens, les vapeurs, les langueurs chroniques; elle convient aussi dans les maladies qui suivent l'âge critique des femmes; mais elle est surtout spécifique dans le scorbut, qu'elle guérit radicalement, pourvu qu'on en use sans interruption. L'usage de ce remède n'exige point de saignées ni de purgatifs, soit avant, soit après ; les gens en santé, qui en prennent par précaution, s'en trouvent beaucoup plus agiles.

Le mémoire de M. Thorn donne encore une autre méthode pour préparer l'infusion de ces bourgeons. Mettez-en, dit Thorn, une demi-once dans une théière de faïence ou de porcelaine qui contienne quatre à cinq tasses ordinaires, versez-y de l'eau bouillante, et ainsi de suite d'heure en heure, jusqu'à ce que l'on en ait bu quatre à cinq fois dans la matinée : on continue ce remède pendant plusieurs semaines, selon le besoin.

Johan van Woenzel, médecin d'Harlem, dans une de ses lettres à M. de St.-Sauveur, s'exprime ainsi, en parlant des bourgeons de sapin : J'en ai éprouvé de jour en jour les effets les plus salutaires; entr'autres j'en ai eu une preuve bien convaincante dans la femme de Jean-Georges Wistke, natif de Hambourg. Elle est âgée de trente-six ans, a été depuis long-temps valétudinaire et attaquée des divers symptômes qui accompagnent pour l'ordinaire le scorbut, comme lassitude et douleurs dans les membres, mais principalement dans les inférieurs, putréfaction dans la bouche, corruption des dents, dégoût, douleurs des reins, d'estomac et de ventre, continuelle constipation, et enfin des ulcères considérables aux deux jambes, qui rendaient journellement une humeur ichoreuse, si âcre, qu'elle rongeait les linges appliqués. Ces ulcères furent déclarés incurables par le chirurgien, après l'usage de plusieurs anti-scorbutiques vantés dans la pharmacie, dont elle n'avait éprouvé que très-peu d'effet. Enfin elle a bu, par mon conseil, pendant trois mois, trois fois par jour, avant les repas, la moitié d'une chopine de l'infusion de bourgeons de sapin ; elle se trouva tout-à-fait rétablie de ses incommodités, et les ulcères aux jambes se sont guéries sans le secours du chirurgien qui l'avait abandonnée. Sa boisson était composée de deux onces de sommités de sapin, infusées sans bouillir durant vingt-quatre heures, dans trois pintes d'eau. Quant à ce qui regarde le régime qu'elle a gardé, elle s'est abstenu de lard, de viandes fumées et d'autres alimens de dure digestion, comme aussi de tout ce qui est trop salé, poivré et aromatisé.

Leclerc finit la lettre qu'il adresse à son père, en lui observant qu'en Russie on fait fermenter les bourgeons de sapin avec de la bière, et qu'en chaque province l'amirauté a soin d'en faire provision et d'en distribuer aux matelots. Quelques-uns, ajoute-t-il, se servent encore de ces bourgeons secs, à la dose d'une demi-once, qu'ils font bouillir pendant une demi-heure, avec une once de miel dans cinq demi-septiers d'eau.

Les propriétés du pin et du sapin ne résident pas, monsieur, uniquement dans leurs bourgeons; on emploie l'écorce du premier comme un excellent remède astringent et dessiccatif; en Flandre on coupe par petits morceaux des cônes de pin, ou de l'écorce même de l'arbre, on les fait infuser dans de la bière, et on réduit cette liqueur, par l'ébullition, jusqu'à la moitié ou au tiers: la dose est de deux ou trois onces d'écorce, ou d'une poignée de morceaux de cônes, sur un pot de bière; on en conseille, tous les matins, la décoction, dans les contractions des membres, les douleurs vagues et autres symptômes scorbutiques.

Si on distille des pommes de pin encore vertes, on en obtient une eau qui efface les rides de la peau, à ce qu'on dit; on lui attribue encore d'autres vertus qui ne sont pas assez constatées pour vous en faire part. Plusieurs auteurs conseillent de manger souvent des fruits de pin, qu'on nomme pignons; c'est, disent-ils, un excellent préservatif contre les accès de sciatique et de paralysie; mais il faut, ajoutent-ils, laisser macérer auparavant ces amendes dans de l'eau froide. La décoction des jeunes branches de sapin fournit un excellent gargarisme pour la putridité des gencives; les jeunes pousses servent à faire des tisanes vulnéraires.

Si vous lisez, monsieur, les Mémoires de l'Académie de Suède, vous trouverez l'observation d'une hydropisie guérie par l'usage des feuilles de pin. Un paysan âgé de cinquante-trois ans, rapporte-t-on dans cette observation, avait été attaqué, pendant l'été de 1755, d'une phthisie qui se termina en jaunisse; il en fut guéri par l'usage d'une infusion de chardon bénit; mais pendant l'usage de cette infusion, les pieds commencèrent à s'enfler, et l'enflure monta peu à peu et s'étendit par tout le corps; la peau était si distendue, que le malade était incapable de tout mouvement; il s'était joint à cela une douleur cuisante, une insomnie, une soif dévorante; le malade buvait copieusement, contre l'ordonnance du médecin, et sans pouvoir étancher sa soif; l'enflure s'accrut de plus en plus, parcequ'il n'évacuait rien par les urines; on le regardait comme désespéré. Ce paysan sachant que les moutons peuvent être guéris de l'hydropisie par l'infusion de mauve, il espéra le même effet de ce remède; il en prit inutilement. On lui proposa enfin les feuilles de pin, il en fit chercher les meilleures qu'on pût trouver alors, c'était le 27 décembre, il en fit bouillir une livre dans une pinte d'eau, l'espace de trois heures; on filtra la décoction, et le malade en prit tous les matins la huitième partie, au moyen de quoi les urines coulèrent abondamment; il continua le remède quinze jours, après il se leva et fut entièrement guéri.

En vous parlant, monsieur, des vertus du pin, je croirais vous manquer essentiellement si je passais sous silence les bonnes qualités de l'huile qu'on retire de ses pommes. J'ai souvent éprouvé, dit le docteur Ehrenfeld Hagendorn, physicien de Gorlitz, combien cette huile était salutaire dans la goutte vague; je l'associe quelquefois pour lors à l'esprit-de vers terrestres et de fourmis, et lorsque les douleurs sont dans leur plus grande violence, temps auquel les anti-arthritiques opèrent le plus promptement et avec le plus de succès, je fais souvent frotter la partie affectée avec cette huile, et je fais cesser les frictions dès que les douleurs sont calmées. Dans les engourdissemens des membres, la paralysie, je procure aussi un grand soulagement aux malades, en leur faisant faire des frictions sur les parties privées de sentiment, avec cette même huile mêlée avec du vin; elle m'a, continue-t-il, également bien réussi dans les douleurs de sciatique et les coliques néphrétiques; et après avoir fait faire les remèdes généraux à un jeune homme désespéré des médecins, qui avait une hydropisie ascite occasionnée par une fièvre quarte, je l'ai guéri en lui en faisant prendre quelques gouttes tous les jours, dans de la bière chaude. Dans les coliques, après avoir donné un lavement au malade, on parvient à en calmer les douleurs; desorte que je suis très-persuadé, ajoute cet auteur, que dans toutes les maladies où l'usage des sels volatils et les huileux paraît indiqué, ce remède sera toujours donné avec succès.

Pour que l'huile de pommes de pin soit bonne, il faut, monsieur, qu'elle soit d'une belle couleur d'or, d'une odeur agréable et d'un goût âcre. Le célèbre Crugueras est de tous les auteurs celui qui donne la meilleure méthode de distiller les pommes de pin.

Le goudron est une substance que nous fournit le pin; il est résineux, liquide, noir, d'une consistance à-peu-près semblable à celle de la térébenthine, et contient beaucoup d'huile essentielle.

On

On prépare avec cette matière une eau qui a eu sa vogue dans son temps, et qui recommence d'être actuellement mise en vigueur ; elle a sans contredit de grandes vertus, on en a même des expériences heureuses. Cette eau est douée d'une qualité légérement savonneuse, balsamique ; elle convient à la suite des gonorrhées, elle est bonne pour le scorbut, elle est de plus anti-putride, tonique, et très-propre dans les rhumatismes goutteux, dans l'asthme et dans les maladies de la peau. Sa dose est d'une pinte par jour, à prendre en huit ou dix petits verres.

Voici actuellement, monsieur, comme on prépare cette eau. Mettez dans une cruche de grès une ou deux livres de goudron de Norwège ; versez par-dessus environ six pintes d'eau; laissez infuser ce mélange, ayant néanmoins soin de l'agiter tous les jours avec une spatule de bois ; vous séparez alors l'eau de dessus le goudron, vous la filtrez ensuite au travers d'un papier gris, et vous la conservez dans des bouteilles, pour vous en servir au besoin.

Dans un livre anglais qui a paru il y a environ cinquante ans, on a peut-être, monsieur, un peu trop outré les vertus de l'eau de goudron. Pour vous en laisser le juge, je vais vous rapporter ici, et c'est par où je finis, ce qu'en dit l'auteur de ce Traité. Cette eau convient, selon lui, dans la petite-vérole, elle produit encore un très-bon effet dans les ulcères des intestins, des reins, dans la toux phthisique, dansla pleurésie et les érésypèles, c'est un excellent stomachique ; elle est très-bonne pour les indigestions et donne de l'appétit; elle n'est pas moins propre contre l'asthme, la pierre et la rétention d'urine; elle soulage les hydropiques, guérit la fièvre, purifie le sang, fortifie les nerfs ; elle fait aussi très-bien dans les obstructions et les coliques, même les néphrétiques ; elle n'est pas moins efficace dans les crampes, la paralysie, la faiblesse des nerfs ; l'auteur anglais la vante encore dans la goutte et dans le flux de sang. Les vertus de cette eau sont, comme vous voyez, monsieur, très-universelles ; mais ce qu'il y a de plus agréable dans son usage, c'est qu'elle n'assujétit le malade à aucun régime ; il peut vaquer à ses affaires, et prendre une nourriture telle qu'il le juge à propos.

J'ai l'honneur d'être, etc.

---

# LETTRE

## *Sur les vertus constatées du Trèfle d'eau, pour la guérison de plusieurs maladies, principalement du Scorbut.*

La plante, monsieur, sur laquelle vous me demandez des explications, mérite, sans contredit, votre attention ; dès l'année 1682, Duclos, de l'Académie Royale des Sciences, a fait part à sa savante compagnie des vertus de sa décoction pour guérir le scorbut ; et en 1675, J. V. Willius, danois de nation, a publié les expériences qu'il a faites à son occasion, pour la cure de plusieurs maladies ; ce sont ces expériences que je veux, monsieur, actuellement vous rapporter. Le trèfle aquatique ne devrait pas être aussi négligé qu'il a coutume de l'être ; c'est une conséquence que vous ne manquerez pas de tirer de la lecture de cette lettre.

La première maladie pour laquelle le docteur Willius s'en est servi, est le scorbut. Plusieurs personnes qui en étaient attaquées, de l'un et de l'autre sexe, se sont déjà présentées à moi pour être traitées; elles avaient les jambes ulcérées et si douloureuses que, malgré l'inclination naturelle que nous avons pour la vie, à peine s'en souciaient-elles. Le trèfle aquatique fut le seul remède auquel j'eus pour lors recours; ce qui m'y engagea, surtout, c'est l'éloge qu'en faisait le docte Simon Pauli : je faisais en conséquence bouillir dans de la petite bière un peu vieille, quelques poignées de ses feuilles, lorsque c'était la saison de l'été ou de l'automne, et seulement de ses tiges, quand c'était au printems ou en hiver; je présentais à mes malades trois fois par jour un verre de cette décoction : un le matin, l'autre à midi, et le troisième en se couchant; je leur faisais en même tems laver leurs jambes avec une décoction tiède de toute la plante dans de l'eau de mer, en cas néanmoins qu'il ne se trouve pas pour lors trop d'inflammation; je leur conseillai en outre d'appliquer sur leurs ulcères des feuilles de cette même plante, et à défaut de fraîches, d'employer des sèches, après néanmoins les avoir laissé macérer pendant deux jours dans l'eau distillée aussi de la même plante : de tous les scorbutiques que j'ai traités avec cette méthode, il ne s'en est trouvé aucun qui n'ait été guéri, les uns dans l'espace de huit jours, et les autres un peu plus tard.

La servante d'un meunier de Drabye (c'est toujours notre auteur qui parle), avait, depuis un an et demi toute la jambe droite rongée d'un ulcère; elle me consulta sur son état; je ne lui prescrivis pour tout remède intérieur, que de la décoction de trèfle aquatique dans la bière, et je lui dis en même tems d'appliquer sur l'ulcère, qui se trouvait être de la grandeur de la main, des feuilles pilées de la même plante, avec celles de plantain, d'alliaire, et de millepertuis. La malade récupéra par ces seuls remèdes, une santé parfaite.

Le domestique du pasteur de Scudelave portait depuis fort long-tems dans l'aîne, une tumeur considérable qui s'accrut ensuite, et aurait formé une plaie scorbutique de très-mauvais caractère. Il fit usage de la décoction de trèfle aquatique, s'en bassina l'ulcère, et se procura en même tems une sueur abondante, par le moyen de quinze gouttes d'esprit de corne de cerf, qu'il associa à une once et demie d'eau distillée de la plante dont il s'agit; en peu de tems il se trouva parfaitement guéri.

Vous pensez peut-être, monsieur, que le trèfle aquatique n'est bon que pour le scorbut, vous vous trompez; il n'est pas moins salutaire dans l'hydropisie, quelqu'invétérée qu'elle soit; c'est ce que nous apprend encore le docteur Willius.

Un domestique de Drabye, dit cet auteur, qui avait eu trois ans auparavant une maladie dont il avait été guéri, est retombé dans la même maladie au commencement de l'hiver 1674. Insensiblement ses jambes s'enflèrent, son cerveau se remplit, il perdit l'esprit, il lui survint des anxiétés dans toute la région primordiale, la difficulté de respirer augmenta, tout son corps s'exténua, et ses forces manquèrent, au point qu'il fut obligé de garder le lit aux approches du printems; ce fut au mois d'avril que je fus appelé pour le traiter; je lui prescrivis pour remède l'infusion suivante:

Prenez trèfle d'eau trois poignées, racines d'aulnée, et de raifort sauvage, de chacun une poignée; des feuilles de dompte-venin, et des fleurs de buglosse, aussi de chacune une poignée; après avoir coupé, haché, et lavé toutes ces plantes, faites-les infuser à chaud dans cinq pots de petit-lait, et donnez-en par jour aux malades trois bons verres environ de sept à huit onces. Quinze jours après que le malade eut commencé l'usage de ce remède, je le trouvai dans les champs, continue notre auteur; il travaillait avec ses camarades, aux différens ouvrages de la campagne, de même que s'il n'eût pas été malade; après m'avoir fait mille remercîmens, il m'assura que dès la première prise de l'infusion susdite, il s'était aperçu d'un changement total; que depuis ce tems il n'avait pas cessé de rendre de l'urine en abondance; qu'actuellement il respirait avec toute liberté, et ne sentait nulle incommodité, ayant pour tout mal un appétit dévorant. Cependant je lui conseillai beaucoup de ménagement, et la continuation de l'usage de l'infusion seulement à la dose de deux onces par jour; c'est ainsi que le malade parvint à récupérer son état de santé.

Le trèfle d'eau est encore un remède excellent pour les fièvres intermittentes, suivant Willius; il régnait en 1674, je vous parle toujours, monsieur, d'après l'auteur cité, des fièvres intermittentes de différens caractères, tant simples que composées, qui attaquaient indistinctement toutes personnes, de quelque sexe et de quelque qualité qu'elles fussent. Je faisais prendre à mes malades le jour de l'intermission, un grand verre de petite bière, dans laquelle j'avais fait bouillir précédemment quelques poignées de trèfle d'eau, ou de jeunes pousses de sureau, ou même de l'écorce moyenne de cet arbre; par le moyen de cette décoction, je purgeais copieusement la plupart de mes malades; quelques-uns même vomissaient plusieurs fois. Étant ainsi purgés, je leur administrai, aux approches de l'accès, la poudre suivante, ayant surtout attention d'en varier la dose suivant les différens âges.

Prenez de trèfle d'eau pulvérisé un demi-gros, du cristal minéral un scrupule, mêlez et donnez au malade, un peu avant l'accès, dans un verre de décoction chaude de trèfle d'eau. Par le moyen de ce traitement, je parvins à guérir plusieurs de mes malades, mais tous ne le furent pas; j'éprouvai pour lors plus d'efficacité dans la lessive des cendres de trèfle d'eau, que dans tout autre remède.

De vingt-trois malades (continue toujours notre auteur), auxquels j'ai donné de cette lessive pour leurs fièvres intermittentes, cinq seulement se trouvèrent obligés d'en prendre trois fois; deux d'entre eux furent guéris après deux prises, et tous les autres n'eurent besoin d'en faire usage qu'une seule fois.

Pour préparer ce remède si efficace, je prenais deux poignées des cendres de la plante, je les faisais infuser pendant une nuit entière dans six onces de l'eau distillée de la même plante, à laquelle eau je donne le nom d'eau spiritueuse de trèfle aquatique; je filtrais ensuite cette lessive, et je la cohobais plusieurs fois de suite. Le jour de l'intermission, après avoir donné à mes malades un verre de la décoction dont j'ai rapporté plus haut la préparation, je leur faisais prendre de cette lessive tiède, à la dose de deux ou trois onces pour un enfant, et de trois ou quatre pour un adulte. De tous ceux qui en prenaient, il n'y en avait aucun qui ne suât abondamment; quelques-uns rendirent même plus d'urine qu'à leur ordinaire, et tous en général eurent un accès plus court; j'ajouterai cependant ici (c'est toujours l'auteur qui parle), que je permettais à mes malades de boire pour se désaltérer dans le chaud de la fièvre, mais uniquement de la décoction de trèfle d'eau.

Outre les fièvres intermittentes bénignes, qui régnèrent pendant le courant de l'année 1674, il y eut encore des fièvres malignes à la fin de l'hiver; et c'est aussi par le moyen du trèfle d'eau, que notre auteur les a traitées, ce qui lui a pareillement réussi.

Voici, monsieur, la façon avec laquelle il le préparait pour ses malades : on prend, dit-il, à volonté, de la rapure de corne de cerf, on verse par-dessus de la lessive de trèfle d'eau en quantité suffisante, pour que la rapure s'en trouve bien imbibée ; on place ce mélange dans un endroit tempéré pendant un jour ; il se change pour lors dans un mucilage gélatineux ; on coupe ce mucilage par petits morceaux ; on étend ces morceaux sur du papier, et on les y fait sécher lentement ; après quoi on les réduit en poudre, on imbibe de nouveau cette poudre de la lessive susdite, pour en former une pâte mucilagineuse, qu'on fait sécher, qu'on réduit encore en poudre, et qu'on humecte de nouveau ; cette opération se recommence jusqu'à trois fois. On a pour lors un excellent remède dans les fièvres malignes ; sa dose est depuis un demi-gros jusqu'à un gros, et même quatre scrupules, dans l'eau distillée de la même plante.

La paralysie est une maladie assez difficile à traiter ; cependant le docteur Willius en a guéri plusieurs par le moyen du trèfle d'eau ; un seul exemple suffit pour vous prouver, monsieur, le bon effet de cette plante dans cette maladie.

Un jeune homme de vingt-cinq ans, dit Willius, qui avait passé tout l'été de 1674 sans se ménager d'aucune manière, fût saisi du froid sur la fin de septembre, pour avoir eu l'imprudence de sortir par un mauvais tems, un soir d'été. Il perdit tout-à-coup le mouvement de toutes les parties du côté droit, qui devinrent froides, et il sentit dès l'instant de grandes douleurs dans l'épaule, dans le coude, dans le poignet, dans la hanche, dans le genou et sur le coudèpied. (Cette observation désigne plutôt, monsieur, un rhumatisme qu'une paralysie). Dès que le malade fut de retour chez lui, je lui fis garder le lit, et en même tems bassiner le côté malade avec la décoction suivante.

On prit pour cette décoction trois poignées de trèfle d'eau et une poignée d'yvette ; on fit bouillir le tout dans environ quatre pintes d'eau de mer, et on ajouta à la colature huit onces d'eau-de-vie de grains; je lui prescrivis ensuite intérieurement une forte dose de la décoction de trèfle d'eau dans la bière ; le malade sua en quantité pendant la nuit ; le lendemain ses douleurs furent entièrement calmées, et le mouvement lui était tellement revenu, qu'il pouvait déjà se tenir un peu sur ses jambes, s'asseoir, et écrire. Cependant il but encore le matin un verre de la décoction de la même plante, dans l'eau, et se fit bassiner les parties affectées comme la veille ; le soir il s'exposa encore à l'air froid, pendant quelques heures, mais cependant le même accident ne lui revint pas.

Le même auteur rapporte qu'il s'est encore servi pour lui-même du trèfle aquatique dans les catarrhes; il en fumait pour lors les feuilles en guise de tabac, elles lui réussirent si bien, qu'après avoir expectoré beaucoup de flegmes, sa tête est devenue plus libre, plus légère et plus propre à l'étude; plusieurs personnes, ajoute-t-il, ont essayé, à mon exemple, de fumer de cette plante, et s'en sont si bien trouvées, qu'elles en faisaient même leurs délices; Willius prétend encore que l'eau distillée du trèfle d'eau convient dans les maladies des yeux.

Un vieillard de soixante ans, qui était devenu un peu sourd depuis trois semaines, récupéra l'ouïe, tant par l'usage intérieur de la décoction du trèfle d'eau, qu'en insérant dans ses oreilles un peu de coton imbibé de quelques gouttes d'huile essentielle de la même plante.

Un menuisier âgé de trente ans, vers la fin de septembre 1674, sentit une légère douleur dans l'oreille droite ; il en sortit aussi une grande quantité de matière sanieuse et purulente ; la douleur cessa pour lors ; mais il n'entendit plus du tout de cette même oreille; le seul soulagement qu'il put trouver dans cette surdité, fut de fumer souvent du trèfle d'eau en guise de tabac; cependant il mettait en même tems en son oreille de l'huile essentielle de cette plante, mêlée avec celle de corne de cerf, et prenait intérieurement de l'infusion de trèfle aquatique dans de la bière.

Outre les propriétés détaillées du trèfle d'eau, il a encore celle d'être cathartique; il purge souvent par haut et par bas; Willius en rapporte plusieurs exemples; il donne aussi cette plante comme un remède souverain pour faciliter l'accouchement; mais comme par l'exemple que l'auteur rapporte, il paraît qu'il a associé le trèfle d'eau à d'autres remèdes, dont les vertus sont universellement reconnues pour cette maladie, c'est plutôt à ces remèdes qu'au trèfle d'eau que la femme proposée dans ce cas a dû être redevable de son soulagement. Le détail dans lequel je suis entré à l'occasion du trèfle aquatique, doit, monsieur, vous convaincre de ses vertus.

Le continuateur de la matière médicale de Geoffroi, dit que cette plante contient du sel ammoniac enveloppé de soufre, ou de parties terreuses; c'est par cette raison qu'il prétend qu'elle est propre contre le scorbut, la goutte, la cachexie et l'hydropisie. Dans le paroxisme de la goutte, le malade boira, de quatre heures en quatre heures, un verre de sa décoction, ayant en même tems la précaution d'en appliquer le marc sur la partie affectée. Sa semence, ajoute cet auteur, s'emploie contre la toux invétérée et l'asthme humide. Elle incise parfaitement et détache les humeurs glaireuses qui farcissent les bronches du poumon. Simon Pauli lui donne la préférence sur le cochléaria pour guérir le scorbut; il en donnait ordinairement le suc mêlé avec le petit-lait dans cette maladie, de même que dans l'hydropisie et la goutte. On tire encore de la même plante un extrait, un sel, et on en fait aussi un sirop : toutes ces préparations ont les mêmes qualités, et se prennent commodément, sans causer de dégoût aux malades.

Les médécins allemands regardent le trèfle d'eau comme une panacée dans presque toutes les maladies désespérées, et ils emploient non-seulement les feuilles et la tige, mais encore les racines; quand ils les prescrivent, c'est sous la formule suivante :

Prenez des racines de trèfle d'eau lavées et râtissées une once; faites-les bouillir doucement dans trois livres d'eau que vous réduirez à deux; ajoutez-y sur la fin, des feuilles de cette plante, ou de cresson de fontaine, de chacun une poignée; retirez le vaisseau du feu, après quelques bouillons, et passez la liqueur par un linge, pour prendre tiède, de quatre heures en quatre heures, à la dose d'un verre dans le scorbut, la goutte et l'hydropisie.

Après vous avoir, monsieur, si fort vanté le trèfle aquatique, il convient de vous le faire connaître; vous êtes même en droit de l'exiger. Sa racine est horizontale et articulée, sa tige grêle et cylindrique, et s'élève du milieu des feuilles, à la hauteur d'un pied et demi en se recourbant; ses feuilles sont radicales, dont les pétioles sont en manière de gaîne; elles sont en outre digitées trois à trois, ayant leurs folioles ovales et entières, ces feuilles sont en forme de filets et amplexicaules; ses fleurs sont rassemblées en bouquets, infundibuliformes, découpées profondément en cinq parties ovales, pointues, velues, recourbées et ouvertes; son fruit est une capsule ovale, entourée du calice, uniloculaire, renfermant plusieurs semences ovales et petites. Les botanistes nomment cette plante *menyanthes palustre latifolium et triphyllum*. TOURN. *menyanthes trifoliata*. LINN. Elle est vivace, et se trouve pour l'ordinaire dans les marais et autres lieux aquatiques, en terre maigre. Quand elle est hors de l'eau, elle ne dure pas long-tems; vous en rencontrerez dans plusieurs endroits des environs de cette capitale; le tems de sa fleur est en mai ou juin.

J'ai l'honneur d'être, etc.

---

# LETTRE

## *Sur les plantes qui peuvent servir dans les maladies vénériennes.*

Les sauvages de l'Amérique sont, monsieur, fort sujets aux maladies vénériennes; mais ils ont pour s'en débarrasser des secrets beaucoup plus sûrs et moins dangereux que les frictions mercurielles, ou que les préparations de mercure dont on a coutume de faire usage pour la guérison de ces maux.

Kalm ayant voyagé dans cette partie du monde, est parvenu à découvrir le remède dont ces peuples se servent, et qu'ils cachaient avec le plus grand soin aux Européens. Ils emploient pour cet effet la racine d'une plante que Linné a décrite sous le nom de *lobelia*, et que Tournefort appelle *rapuntium americanum flore dilutè cœruleo*, en Français, la cardinale bleue. On prend cinq ou six de ces racines, soit fraîches, soit sèches; on en fait une décoction, dont on fait boire abondamment au malade, le matin et dans le cours de la journée. Cette boisson purge à proportion de la force de la décoction, que l'on fait moins forte, lorsqu'elle agit trop vivement. Le malade s'abstient pendant la cure, des liqueurs fortes et des alimens trop assaisonnés; lorsqu'il observe bien ce régime, il se trouve pour l'ordinaire guéri en quinze jours ou trois semaines ; on se sert de la même décoction pour laver les ulcères vénériens, qui peuvent s'être formés sur les parties de la génération. Les sauvages dessèchent aussi ces ulcères avec une racine séchée et pulvérisée, que l'on répand sur les parties affligées. Cette racine est celle d'une plante que Linné appelle *Geum floribus nutantibus, fructu oblongo, seminum caudâ molli plumosâ, Flor. suec. pag.* 424. C'est la même que Jean Bauhin désigne sous le nom de *caryophillata aquatica, nutante flore. pin.* 321. En Français, Benoite de rivière.

Lorsque le malade a fait usage pendant quelques jours de la décoction de lobélia, sans qu'on s'aperçoive d'aucun changement, on prend quelques racines d'une plante que Gronovius appelle *ranunculus foliis radicalibus reniformibus, crenatis, caulinis digitatis, petiolatis. flor. Virg.* 166 ; en français, renoncule de Virginie. Aprés avoir lavé les racines, on en met une petite quantité dans la décoction de l'*obelia*; mais il faut en user avec précaution, de peur d'exciter des irritations, des purgations trop violentes, et des vomissemens. Toutes ces plantes se trouvent en Europe, ou peuvent s'y multiplier avec facilité.

Kalm nous apprend que d'autres sauvages de l'Amérique se servent avec encore plus de succès, pour la même maladie, de la décoction d'une racine désignée par Linné sous le nom de *Ceanothus* ou de *Celastius inermis, foliis ovatis, serratis, trineroriis. Hort. chff.* 73. *Gron. flor. Virg.* Cette plante est plus difficile à avoir que les autres; cependant il y en a des pieds au Jardin des Plantes de Paris ; Bernard de Jussieu soupçonne que cette racine est la même qu'une racine qui lui fut donnée il y a plusieurs années, et dont la décoction guérissaît en trois jours les gonorrhées les plus invétérées ; jamais il n'a pu découvrir le lieu natal de cette plante si efficace, quelque peine qu'il s'en soit donnée ; ce savant botaniste croit que le céanothus est la plante appelée *evonymus novi belgii corni fœminææ foliis*, *commel. Hort. Amsterd.* 1, *p.* 167, *t.* 6 — 86. Kalm dit que cette décoction est d'un beau rouge, et se fait de même que celle du *lobélia* ; il ajoute que lorsque le mal est fort invétéré, on joint à la décoction du *ceanothus*, celle du *rubus caule aculeato, foliis ternatis*. LINN. *Flor. succ.* 410 ; c'est le *rubus vulgaris, fructu nigro* de Gaspard Bauhin 479 ; en français, ronce. Kalm assure de la façon la plus positive, qu'il n'y a point d'exemple qu'un sauvage n'ait point été soulagé et parfaitement guéri de la v . . . . . la plus invétérée, en faisant usage de ces remèdes.

Le premier remède tiré du règne végétal, dont on se servit en France, pour guérir les maladies vénériennes, fut le bois de gayac ; on l'y apporta de l'Amérique ; il opéra pour lors des miracles, suivant les médecins de ce tems ; mais comme ce bois était d'une cherté excessive, on chercha à y substituer d'autres bois de notre pays, qui fussent plus communs. On remarqua que le bois de gayac était sudorifique ; on tourna en conséquence ses vues du côté de nos plantes sudorifiques ; c'est ce qui a donné lieu à différentes tisanes faites avec le bois de citronnier, de cyprès, de pin, de térébinthe, de cornouillier, de noisetier, de génèvrier, la racine de Bardane, etc. On apporta aussi en même tems de la Chine, la racine de squine, du Mexique, du Brésil, la racine de salseparcille, de la Floride, le bois de sassafras, toutes plantes qui ont eu leur vogue et leur réputation.

Si vous voulez monsieur, traiter vos malades avec les tisanes sudorifiques, c'est-à-dire, avec la décoction des quatre bois, commencez d'abord par les faire saigner, une ou deux fois, s'ils sont sanguins, ensuite purgez-les avec la médecine suivante :

Faites bouillir légérement à cet effet, dans six onces d'eau de rivière, deux gros de follicules de séné et deux gros de sel d'epsom; faites ensuite fondre dans cette décoction deux onces de manne grasse; retirez le pot du feu, passez par un linge avec expression; vous ajouterez, si vous souhaitez, dans la colature, deux cuillerées de fleurs d'orange double.

Vous pourrez substituer à cette potion cathartique les pilules ci-après spécifiées. Prenez trochisques d'alhendal et de scamonée pulvérisée, de chaque huit grains; incorporez dans une suffisante quantité de confection hamech, et partagez en deux bols ou six pilules, à prendre dans du pain à chanter; vous ferez réitérer l'un ou l'autre de ces remèdes deux jours après; pendant ce tems, qui peut être appelé celui de la préparation, vos malades observeront un régime très-léger et peu nourrissant.

Le soir même de la première médecine, après avoir fait coucher vos malades et les avoir bien fait couvrir, vous leur ferez prendre, le plus chaud qu'ils pourront, afin de provoquer les sueurs, et en deux verres, une chopine de tisane sudorifique préparée de la façon suivante.

Prenez de la racine de squine, de celle de salsepareille, de la rapure de gayac et du bois de sassafras, de chacun deux onces; faites infuser le tout à froid dans cinq pintes d'eau de rivière, pendant vingt-quatre heures; fermez le vase exactement avec son couvercle, et faites bouillir jusqu'à diminution d'un tiers; en retirant le pot du feu, vous jetterez dedans une demi-once ou une once de racine de réglisse râtissée et effilée; vous pouvez ajouter à ces bois deux onces d'antimoine cru et pulvérisé, enfermées dans un linge fin; vous y ajouterez aussi, si vous voulez, un pareil nouet de mercure cru.

Le lendemain matin, vos malades prendront avec les mêmes précautions, pareille dose de la même tisane, et ils resteront encore deux bonnes heures au lit, après quoi, s'étant bien essuyé le corps, et ayant changé de linge, ils se leveront, et pourront sortir pour vaquer à leurs affaires, pourvu néanmoins que le tems soit très-doux, et qu'ils se tiennent bien garnis, autrement ils garderont la chambre; pendant la journée, ils boiront abondamment de la même tisane coupée avec les trois quarts d'eau, chaude ou froide, à leur volonté; ils continueront cette manière de se traiter pendant quinze ou vingt jours, pendant lesquels ils mangeront très-sobrement, et ils ne prendront que des alimens de très-facile digestion, et peu nourrissans.

Pendant le cours de ce traitement, vous purgerez exactement vos malades tous les six jours, avec deux gros de follicules de séné, et deux gros de sel d'epsom, que vous ferez infuser pendant la nuit, dans le verre de tisane que les malades doivent avaler le matin; vous aurez soin de leur entretenir le ventre libre par les lavemens. Tel est, monsieur, le traitement des maladies vénériennes par les tisanes sudorifiques; mais les succès de ces remèdes sont pour l'ordinaire beaucoup moins connus que ceux du mercure.

Le traitement par la décoction de la salsepareille sèche, n'est pas, monsieur, plus difficile que par les tisanes sudorifiques; ce traitement consiste à prendre en vingt-quatre heures une pinte de la tisane de salsepareille en deux ou trois doses, l'une le matin à jeun, l'autre à midi, et la troisième le soir en se mettant au lit; cette décoction se prépare de la manière suivante:

Mettez dans trois pintes d'eau de rivière, trois onces de racine de salsepareille la plus fraîche et de la meilleure qualité; faites bouillir ce mélange dans un vaisseau couvert, jusqu'à la diminution d'un tiers; en retirant le pot du feu, vous y mettrez un peu de racine de réglisse effilée; vous passerez la liqueur à travers un linge, et vous la garderez dans une bouteille de verre pour l'usage.

Les malades pourront vaquer à leurs affaires, en observant leur régime ordinaire, pourvu qu'il soit régulier. Ce traitement réussit pour l'ordinaire, lorsque les frictions mercurielles ont été administrées précédemment, et qu'elles n'ont fait que pallier la maladie.

Bouillet fils prétend dans un de ses Mémoires, que les racines de bardane, et de dents de lion, ou pissenlit, qui croissent sans culture dans nos campagnes, sont préférables dans les maladies vénériennes à la squine et à la salsepareille, qui nous viennent des contrées fort éloignées. Ordinairement on estime les choses d'autant plus qu'il en coûte davantage pour les acquérir; et ce qu'on peut avoir sans peine et à vil prix, ne passe jamais pour fort précieux aux yeux du vulgaire; c'était autrefois un préjugé naturel à presque tous les peuples et dans tous les pays où l'esprit philosophique n'avait pas pénétré. Heureusement en France et dans bien d'autres endroits de l'Europe, on n'apprécie guère les choses que par leur valeur intrinsèque. Pour juger de la valeur d'une plante, et du plus ou moins d'efficacité qu'elle peut avoir pour la guérison de telles ou telles maladies, nous n'avons, monsieur, que deux moyens, suivant Bouillet; l'expérience, c'est-à-dire l'observation des effets que cette plante produit dans le corps de ceux qui en usent, et l'analyse physique ou chimique, c'est-à-dire l'examen des principes et des parties essentielles dont elle est composée, et dont

l'expérience

l'expérience nous a fait connaître les propriétés; or si nous consultons l'expérience, nous trouverons, 1°. qu'un grand roi fut guéri d'une maladie secrète dont il était attaqué, par la décoction des racines de bardane, que lui conseilla le médecin Pena; 2°. si nous voulons nous en rapporter au témoignage de Simon Pauli, nous serons persuadés que la décoction des racines de bardane est beaucoup plus efficace pour la cure des maux vénériens, que celle de la salsepareille et autres drogues étrangères; 3°. nous pourrions encore nous appuyer de l'autorité de Tournefort et de Geoffroy, qui recommandent les racines de bardane ou de pissenlit contre les maladies secrètes; 4°. enfin si nous en croyons Cartheuser, nous ne ferons point de difficulté de prescrire intérieurement la squine et la salsepareille, ou de leur substituer dans toutes les occasions les racines de bardane et de pissenlit, qu'il juge beaucoup plus efficaces.

Bouillet fils n'a pu recueillir autant d'observations qu'il aurait desiré sur les racines de ces deux plantes; cependant il a observé que la décoction de bardane et de pissenlit a été d'un grand secours à quelques personnes attaquées fortement du mal vénérien, qu'elle les soulageait beaucoup, et qu'il était ensuite bien plus aisé de les guérir par le moyen de quelques légères frictions; mais il y a tout lieu d'espérer que d'autres médecins voudront bien faire eux-mêmes l'expérience de ce remède. Bouillet passe ensuite, dans son Mémoire, à l'analyse soit chimique soit physique des plantes en question, et par la comparaison qu'il fait des substances qu'on en tire par l'un ou l'autre de ces moyens, il n'hésite point à donner la préférence à ces deux plantes, sur la squine et la salsepareille, drogues fort chères, qui se gâtent et se carient dans le transport, et qu'on ne peut pas avoir récentes dans le besoin.

Les charlatans d'Andalousie ordonnent dans les maladies vénériennes, la décoction d'alype, ou globulaire en arbre, arbrisseau qui croît dans le Languedoc; ce remède a été souvent très-heureux dans ce cas, mais il est un peu trop violent.

Plusieurs auteurs attribuent au bois de buis la même vertu qu'au gayac pour les maladies susdites, mais l'effet n'en est pas toujours sûr. Un botaniste connu de la Lorraine, vendait les racines de houblon et de persicaire amphibie en guise de salsepareille, et ces racines produisaient constamment le même effet. Tissot a fait un grand usage de la saponaire pour différentes maladies, même pour les maladies vénériennes. Si on prétend que les sudorifiques sont bons dans ces cas, quel meilleur pouvons-nous avoir que la scabieuse ? Le frêne est, monsieur, surnommé le gayac des Allemands; ils le regardent comme un bon sudorifique, et lui attribuent les mêmes vertus qu'au gayac; aussi le recommandent-ils dans la v. . . . Le bois de genièvre est aussi sudorifique; on prétend qu'il est doué des mêmes propriétés que le gayac et le sassafras; sa sciure peut pareillement s'employer en décoction dans les maladies vénériennes; la deuxième écorce de paliure est très-bonne, à ce qu'on dit, prise intérieurement en décoction, pour guérir les gonorrhées. On pile aussi toute la plante, et on l'applique en cataplasme, pour les clous, les furoncles, et autres tumeurs de ce genre, même les vénériennes, qui s'élèvent à la superficie de la peau; on a conseillé depuis peu pour cette maladie, l'usage de l'*astragalus exsaccus*. Il y a encore plusieurs autres plantes dans l'Empire, dont on pourrait faire usage pour les maladies vénériennes; la plupart de ces plantes entrent dans la composition de l'électuaire anti-vénérien de Marquet, dont je fais usage avec le plus grand succès.

J'ai l'honneur d'être, etc.

*Post-Scriptum.* On place encore parmi les plantes anti-vénériennes, le *mesereum* ou bois gentil. *Daphne mezereum.* On en prépare une décoction de la manière suivante :

Prenez racine de mezereum concassée et réduite en poudre grossière, trois onces, de l'eau commune six livres; faites bouillir à petit feu, et réduire aux deux tiers; ajoutez sur le tout une demi-once de réglisse effilé, et passez : prescrivez-en la colature à la dose de quatre onces trois fois par jour; c'est un remède anglais, qui est, dit-on, très-efficace pour détruire les nodus vénériens; il réussit surtout dans les cas où les mercuriaux, administrés même avec le plus de soin, tant intérieurement qu'extérieurement, n'ont eu aucun succès.

Plusieurs affections siphillitiques qui ont aussi résisté au mercure, ont été guéries par le simple usage théiforme des feuilles de clématite vulgaire, *clementis vitalba*; la racine de saponaire est très-recommandée par Tissot; outre qu'il l'emploie contre les obstructions, les écrouelles, l'asthme, la cachexie et les fleurs blanches, il s'en sert encore contre les maladies vénériennes; et en effet, elle entre très-efficacement dans l'électuaire anti-vénérien de Marquet; Coste et Villemette substituent les racines de houblon et de persicaire amphibie à la salsepareille, comme sudorifique dans le traitement des maladies vénériennes; en Allemagne, on emploie à sa place le caret sablonneux, *carex arenaria.* On appelle même ce gramen, la *salsepareille d'Allemagne.* Depuis un nombre d'années, la racine de ce caret s'emploie dans les armées du roi de Prusse, avec beaucoup de succès, dans les maladies vénériennes. Maier, Hartmann, Reuss et Merz en font surtout un grand cas; ce dernier emploie indistinctement le caret sablonneux, *carex arenaria*, le caret hérissé, *carex hirsuta*, et le caret à deux épis, *carex dislicha.* Suivant lui, ces trois espèces ont la même vertu.

Si on en croît plusieurs auteurs respectables, au nombre desquels se trouvent Amatus Lusitanus, Lobel, Prévost, etc., ces auteurs sont assez véridiques pour s'en rapporter à eux, le bois de buis remplace complètement le bois de gayac et de sassafras. Si le buis croissait dans l'Amérique, et le sassafras en France, personne ne parlerait de celui-ci, et le buis, dont les vertus sont à-peu-près semblables, aurait la préférence. On en peut dire autant de notre bois de genévrier. M. Fouquet, médecin de l'hôpital militaire de Montpellier, emploie la décoction de douce amère préparée de la manière suivante dans les maladies vénériennes rebelles, et dans les maladies de la peau; il prend pour cet effet des tiges fraîches de cet arbuste; après les avoir dépouillées de fleurs et de fruits, à la dose d'un gros, suivant que les circonstances l'exigent; après les avoir un peu contuses, il les fait bouillir dans environ seize onces d'eau de fontaine, jusqu'à réduction de moitié. Dans l'hôpital militaire de Montpellier, les vénériens, les écrouelleux, et en général tous les soldats attaqués de maladies chroniques, avalent quelquefois dans une journée, pour boisson, des brocs pleins de cette décoction; ce qui peut les y engager, ne peut être que l'effet d'une tradition favorable à ce remède.

Dans la Sibérie on fait usage de la myosotide, *myosotis scorpioides arvensis et palustris.* Linn.; contre les maladies inconnues, et surtout contre celles dans lesquelles on soupçonne le vice vénérien; Ray recommande le gratteron, *gallium aparine*, contre la gonorrhée simple.

# DISSERTATION

## *Sur la méthode de guérir la Rage par le Vinaigre.*

En 1764, dans le troisième volume de notre Traité historique des plantes de la Lorraine et des trois Evêchés, dissert. 27 de la vigne, nous avons indiqué le vinaigre comme spécifique contre la rage; on a découvert, avons-nous dit pour lors, par hasard, pendant le courant de 1764, que le vinaigre était un vrai spécifique contre cette maladie. Un pauvre homme habitant d'Udine en Frioul, ville dépendante pour lors de la ci-devant république de Venise, ayant été mordu d'un chien enragé, au lieu de prendre le remède qu'on lui avait préparé pour cette maladie, but par mégarde une pareille dose de vinaigre de vin, et il fut parfaitement guéri. Sur le bruit de cette guérison singulière, un médecin de Padoue se transporta à Udine, pour se convaincre du fait, et sur les preuves qu'il en eut, il tenta plusieurs fois ce même remède, dont le succès fut toujours constant; il fit prendre à ses malades une livre de vinaigre par jour, en trois doses, le matin, à midi et le soir. Macquer, ancien médecin de la Faculté de Paris, dans le quatrième volume de son Dictionnaire de chimie, nous a fait l'honneur de nous citer. « Une vertu du vinaigre, d'une importance beaucoup plus grande, dit Macquer, si elle se confirme, est celle de guérir la rage. Buch'oz, dans un ouvrage intitulé, *Traité historique des plantes qui croissent dans la*

*Lorraine et les trois Evêchés*, assure qu'on a constaté par plusieurs expériences heureuses, que le vinaigre est un remède efficace contre la rage, lorsqu'on le prend à la quantité d'une livre par jour en trois doses, le matin, à midi, et le soir ».

Le vinaigre a été recommandé depuis dans les affiches de Dresde de 1767, par un médecin qui, d'après nous, avait guéri par ce moyen plusieurs personnes enragées; on a guéri en France avec le vinaigre, des porcs qui étaient vraiment hydrophobes. Le docteur Gottfried Tiessen de Konisberg, a aussi publié, d'après nous, le vinaigre de bière pour la guérison des animaux enragés; il a conservé plus de soixante sujets mordus par des animaux hydrophobes, et il en a encore guéri plus de cent de la rage, et a dissipé l'hydrophobie de ceux qui en étaient dejà atteints.

Monéta, conseiller aulique et médecin du corps de sa Majesté Polonaise, élève du docteur Gottfried Thiessen, a publié en 1768, un Traité sur l'hydrophobie; il y rapporte le remède du docteur ci-dessus cité, et le succès de ce remède a tellement accrédité cette méthode curative à Varsovie, qu'on l'emploie même actuellement, sans prendre l'avis des médecins. Voici en quoi consiste cette méthode.

1°. Aussitôt que quelqu'un a été mordu par un animal enragé, ou vivement blessé, il faut répandre sur la blessure de la terre, du sable, de la boue, ou du terreau, enfin ce qui se trouvera le plus promptement sous la main, afin que la salive empoisonnée soit absorbée, avant que le venin ait le tems de s'insinuer dans les humeurs; après cela, on peut les laver avec de l'eau.

2°. On chauffera ensuite du vinaigre de bière, (le vinaigre de vin peut lui être substitué avantageusement, c'est même le vinaigre que nous avons indiqué ), et sur un quart de ce liquide, qu'on peut évaluer à deux livres, on ajoutera une demi-livre de beurre ; c'est avec ce mélange qu'on bassine les blessures pendant quelques jours, sans jamais attendre que le linge dont on se sert pour cet effet soit sec, pour renouveler la compresse. Si au bout de neuf jours de ce traitement, les plaies n'étaient pas cicatrisées, on les couvrirait d'un plumasseau chargé d'onguent, en l'assujétissant avec l'emplâtre de Nuremberg.

5°. Le malade avalera en outre, trois ou quatre fois par jour, une once et demie de vinaigre avec un peu de beurre frais ; sa boisson ordinaire sera au moins pendant quinze jours, de l'eau acidulée avec du vinaigre, de la limonade, de la bière, ou de l'eau avec un peu de vin.

4°. Il évitera toute nourriture animale, et ne vivra que de fruits, d'herbages et de légumes ; la bière forte, le vin pur, et toutes les liqueurs échauffantes sont interdites ; le chagrin, la colère, l'impatience, peuvent devenir mortelles.

5°. Les personnes violentes, pléthoriques, peuvent se faire saigner; mais cette évacuation, non plus que la scarification ne paraissent pas nécessaires ; l'excision, la cautérisation, l'application des emplâtres vésicatoires sont parfaitement inutiles.

La simplicité de ce traitement a un avantage sur tous les autres, en ce qu'il peut être employé sans inconvénient et sans répugnance, même dans l'incertitude si l'animal qui a mordu était enragé ou non.

Quoique nous ayons été les premiers à annoncer pour remède le vinaigre, cependant les Français se gardent bien, par jalousie contre leur compatriote, de nous citer ; le citoyen Baudon, maître en chirurgie au grand Andely, a adressé le fait suivant à la société de Médecine.

« Le cinq juin 1777, dit Baudon, j'allai voir un malade à quelques lieues de notre ville. Tous les gens de la maison étaient en alarmes; j'appris qu'un chien de la basse-cour, qui était fort et vigoureux, avait été mordu quelque tems auparavant par un chien enragé; qu'on avait cru ce chien préservé de la rage, parcequ'on avait eu soin de le faire frotter, et de lui faire manger une omelette préparée avec de l'écaille d'huîtres; mais le jour même de mon arrivée, le chien entra tout-à-coup dans un accès de rage, se jeta sur une truie qui devait mettre bas trois semaines après, la maltraita beaucoup, lui fit une plaie considérable à la cuisse; ensuite il attaqua un petit chien qui était dans la même maison, le blessa au cou et lui déchira la moitié de son oreille : le chien se sauva ensuite, sans qu'on pût le rejoindre. Le maître de la maison ordonna de tuer le petit chien et la truie; mais je le priai de les faire enfermer, pour faire sur eux quelques épreuves; ce qui me fut accordé, à condition que personne ne m'aiderait dans mes traitemens. Je fis enfermer la truie dans une étable, et je perçai un trou au plancher, pour pouvoir l'examiner tous les jours; je lui fis donner à manger, au moyen d'une auge de pierre, qui répondait dans la cour et dans l'étable. Pendant cinq jours l'animal mangea à-peu-près comme à son ordinaire; mais le sixième il était debout, la tête baissée sur la nourriture; il fut dans cette attitude sans rien prendre pendant huit jours; le dixième, il eut un accès de fureur terrible; ses yeux étaient étincelans, il avait de l'écume à la gueule, errait çà et là dans l'étable, et se jetait de tems en tems sur un morceau de bois. L'accès dura pendant près de sept heures; ensuite l'animal devint calme et se coucha; ce fut l'instant que je saisis pour employer mon remède. Je fis descendre dans l'étable, au moyen du trou que j'avais fait pratiquer, une chaudière dans laquelle j'avais fait chauffer quatre pots de fort vinaigre, je fis ensuite boucher tous les trous de l'étable, pour empêcher toute communication de l'air extérieur; je fis rester un domestique à la porte, pour écouter si l'animal ne ferait aucun mouvement; au bout d'une heure, il vint m'annoncer qu'il croyait l'entendre boire; j'y allai, et je vis qu'effectivement il était debout, et qu'il buvait avec une avidité étonnante le vinaigre qui était dans la chaudière. Je fis mettre dans son auge du son humecté de vinaigre; le lendemain on ne trouva plus rien dans l'auge; on continua de lui humecter son manger avec du vinaigre, et on lui donna une boisson faite avec parties égales d'eau et de vinaigre, et un peu de farine d'orge, ce qui fut pratiqué jusqu'à ce qu'elle eût mis bas ses petits. Alors je lui fis donner pendant les premiers jours, de la farine d'orge humectée avec parties égales d'eau et de vinaigre, le tout édulcoré d'un peu de miel. Je fis garder la mère et les petits ainsi enfermés pendant un mois; et voyant qu'il n'était point survenu d'accès à la mère, et que les petits paraissaient se bien porter, je les fis sortir dans un clos où ils étaient seuls; je cessai aussi tout traitement. On leur donna la même nourriture qu'aux autres porcs. La mère a élevé ses petits, qui ont été vendus dans le tems, et qui jusqu'alors n'avaient jamais eu d'accès.

Le petit chien qui avait été mordu et qui avait été déchiré au cou et à l'oreille, fut attaché dans un cabinet; je pansai les plaies avec du vinaigre, dans lequel je fis fondre du sel; je continuai les pansemens de la même manière, jusqu'à parfaite guérison. Tous les jours il fut exposé à la vapeur du vinaigre mis dans une chaudière enfermée avec lui dans le cabinet ; sa nourriture était de la soupe faite avec du beurre, du pain, et parties égales d'eau et de vinaigre ; je lui faisais avaler du vinaigre pour boisson. Le traitement fut ainsi continué pendant un mois, et le chien n'eut aucune attaque.

Le chien qui avait causé tous ces désordres, et après lequel on avait couru lors de son accès, revint à son logis deux jours après. Je priai le domestique de la maison, qui avait coutume de lui porter à manger, de l'attacher à la chaîne ; j'eus peine à l'y faire consentir ; cependant, en l'intéressant et en lui promettant de l'accompagner, il se rendit à mes instances. Lorsqu'il fut attaché, je fis clorre sa loge pour empêcher d'autres animaux de l'approcher. Je lui fis donner de la soupe avec de l'eau ; il en mangea peu pendant quatre jours; il fut ensuite quarante-huit heures sans manger ; il était pour lors tantôt couché, tantôt debout : il avait la gueule écumante, ses yeux étaient étincelans, sa respiration était fort gênée. Le septième jour, on le trouva le matin occupé à mordre sa chaîne et les pierres de sa loge ; il était baigné de sueur ; sa gueule était pleine d'écume sanguinolente; il fut dans cet état pendant trente-six heures; mais au bout de ce tems il se coucha fort tranquille, et s'étendit dans toute sa longueur ; je profitai de ce calme, pour faire mettre dans sa loge, au moyen d'un bâton, une chaudière de vinaigre presque bouillant ; la loge fut entourée d'une toile, et j'apperçus le chien assis et se léchant les pattes de devant, qui étaient ou douloureuses ou écorchées par les efforts qu'il avait faits pour gratter. Je lui fis donner de la soupe très-claire, faite avec du beurre, du pain et du vinaigre chaud ; il mangea peu d'abord, et se remit à lécher ses pattes, puis il retourna manger le reste de sa soupe.

Pendant un mois le traitement fut fait avec exactitude ; les bains de vapeurs furent aussi administrés chaque jour, et il ne survint aucun nouvel accès. Le chien est encore vivant aujourd'hui. (1779), la truie a eu une portée depuis sa guérison, et le petit chien n'a pas eu d'attaque.

*Deuxième observation. Extrait de la Gazette Polonaise de Varsovie, du 26 juin 1790.* Le premier avril de cette même année, un loup enragé se jeta sur les laboureurs occupés dans les campagnes de la seigneurie de Willanow, à un mille de Varsovie. Le premier sujet qu'il attaqua fut Jacques Jazawisky, garçon de quinze ans, qu'il traîna d'abord, et blessa au côté gauche, de la manière suivante : la partie supérieure de la tête et l'oreille gauche extérieure étaient déchirées en travers, la parotide était tellement mal-traitée, que la plaie était de la largeur d'un florin ; on voyait quelques morsures à la joue, au cou et à l'épaule ; il y avait de fortes morsures et des meurtrissures au côté, à la cuisse, à la fesse, aux mains, et en tout plus de trente blessures. Christophe Vedzieck, qui accourut le premier au secours de Jacques Jazawiski, et Jacques Zelagowiski, qui survint incontinent après, dénués d'armes pour se défendre, furent également mordus aux mains. Le loup quitta ensuite les hommes, se jeta sur un sac contenant de la nourriture pour les chevaux, le mit en pièces, courut sur un petit troupeau de moutons ; il en déchira treize dans un instant ; il blessa ensuite deux chevaux et quelques bêtes à cornes, qu'il rencontra dans son chemin ; on ignore ce que sont devenus ces animaux, que les paysans ont vendus sur-le-champ en cachette ; quant aux bêtes à laine du seigneur, on en fit enterrer onze qui étaient ensanglantées ; les deux autres, dont on n'apperçut pas les morsures, devinrent enragés aussitôt après la pleine lune du mois de mars : ces pauvres animaux écumaient, sautaient et se heurtaient la tête contre une pierre, jusqu'à ce que la cervelle sortît, et qu'ils tombassent morts; le loup même, dont les paysans n'osaient approcher, se traîna encore quelque tems chancelant dans la campagne, et alla ensuite probablement mourir dans le bois voisin. On conduisit sur-le-champ les trois paysans mordus dans l'hôpital du prince de Villanow, où M. Klesser, chirurgien de l'hospice, les visita, et les traita d'après la méthode du docteur Monéta : cette méthode consiste en ce qu'on donne trois ou quatre fois par jour au blessé, du vinaigre de bière chaud, avec un peu de beurre, plein une cuiller à thé, et qu'on applique également à l'extérieur, sur toutes les morsures, du vinaigre chaud avec du beurre frais, jusqu'à ce que toutes les plaies soient guéries; pour plus de sûreté, on continue l'usage intérieur du vinaigre pendant quatre semaines, en augmentant peu-à-peu la dose d'un jour à l'autre, à cause de ses nombreuses morsures, et principalement de celles à lá parotide. Les trois paysans, après avoir été parfaitement guéris, et jouissant d'une parfaite santé, dans l'intervalle du 10 avril jusqu'au 22 mai suivant, qui d'ailleurs ne paraissaient plus avoir rien à craindre, sont sortis le susdit 22 mai. Ces détails ont été confirmés et signés par Wytoszinski, curé de la paroisse, et par le commissaire supérieur Redomine et plusieurs autres témoins oculaires, dont les certificats portent en outre que tous les trois se portaient encore au mieux sur la fin du mois de juin.

# LETTRE

## *Sur la propriété du Vinaigre distillé pour guérir la Manie.*

J'ai interrompu, monsieur, depuis plusieurs années, ma correspondance avec vous; vous en savez la cause; mais comme cette cause cesse, je vais, sous votre bon plaisir, la reprendre; je ne m'attacherai toujours qu'à des objets utiles. Le traitement des maladies les plus désespérées, des nouvelles découvertes dans l'histoire naturelle, dans l'art vétérinaire, l'agriculture, les arts et métiers, l'économie champêtre, formeront toujours l'unique sujet de mes lettres; elles vous plairont d'autant plus, monsieur, que vous n'êtes jamais si satisfait que quand vous vous trouvez à même d'acquérir quelques connaissances nouvelles; celle dont je veux vous faire part aujourd'hui est de ce genre; il s'agit du traitement d'une maniaque avec un remède totalement nouveau, qui n'a même jamais été employé à Paris pour cette maladie.

Vous connaissez, monsieur, mon *Traité physique et économique des trois règnes*, ou ma *grande Collection d'Histoire naturelle;* il est rédigé par forme de dissertation; dans une de ces dissertations, p. 4, t. 3, j'ai traité de la *vigne et des différentes substances qu'on en tire*, entr'autres du *vinaigre*. J'ai rapporté dans un article particulier sur l'usage qu'on en peut faire, lorsqu'il est distillé pour guérir la manie; une observation que je viens de faire tout récemment sur cette maladie, vous en prouvera l'efficacité ; je m'empresse à vous en faire part.

Dès 1764, j'ai le premier annoncé le vinaigre pour guerir la rage, et j'ai eu depuis la satisfaction qu'il a été employé avec succès pour cette maladie. Il est actuellement usité en Italie, en Pologne et en Saxe. M. Baudon, chirurgien à Andely, en a fait usage efficacement. Ne pourrait-on pas aussi l'employer pour guérir l'épilepsie ? C'est un nouveau moyen que je propose aux gens de l'art ; l'expérience peut seule résoudre le problême : je ne fais ici que proposer la question.

Le 12 août 1797, je fus appelé pour traiter Mad. de***. Depuis plus de trois mois elle ne mangeait presque pas, elle vomissait même le peu qu'elle prenait ; elle était réduite à une maigreur extrême, et était attaquée de tressaillemens de tendons considérables ; son pouls était tantôt petit et profond, tantôt élevé, tantôt lent, tantôt vîte, ce qui caractérisait une vraie passion histérique ; j'ai appris depuis que cette maladie ne lui était survenue qu'à la suite de grands chagrins et que pour s'être abandonnée à ses propres idées, ne voulant voir personne ni communiquer avec qui que ce fût ; privée d'ailleurs d'une partie la plus chère de sa famille, qui se trouvait fort éloignée d'elle, pour des affaires domestiques ; dans cette circonstance, ayant appris de la malade qu'elle avait été purgée depuis peu, je me contentai de lui conseiller les eaux de Vichy, coupées avec l'infusion de caillelait ; c'était remplir l'indication qui se présentait, en donnant par-là du ton à l'estomac, en remédiant aux accidens des nerfs ; deux jours après, les règles lui survinrent ; j'en fis alors discontinuer l'usage, et depuis, la malade n'en a plus voulu reprendre.

Cependant la maladie subsistait toujours ; je la mis pour lors, à défaut des eaux de Vichy, à l'usage, matin et soir, d'un opiat fait avec des écorces et des feuilles d'oranger pulvérisées, et par-dessus une décoction de ces mêmes feuilles d'oranger, pour servir de véhicule; cet opiat arrêta le vomissement et donna un peu de ton à l'estomac; mais la maladie des nerfs augmenta, le tressaillement des tendons devint considérable, et le délire commença à se manifester, sans néanmoins aucune apparence de fièvre; elle remuait continuellement, ramassait ses draps, et avait les yeux sombres et hagards; la famille voulait dès ce moment m'associer un autre médecin; je m'y suis fortement opposé; la maladie était parfaitement connue, ses conseils me devenaient inutiles; j'ordonnai pour lors une potion calmante et antihystéritique, composée d'eau de fleurs d'oranger, de mélisse, de sirop de diacode, d'huile d'amandes douces et de gouttes minérales anodines d'Hoffmann; cette potion calma la malade, et lui fit passer une assez bonne nuit; je la lui réitérai le lendemain, mais sans succès; la maladie empira au lieu de diminuer; tressaillement de tendons, aliénation d'esprit, enfin tout ce qui caractérise une passion histérique portée à la dernière période, et accompagnée de manie; je me décidai en conséquence à lui faire faire une saignée de pieds; je lui conseillai aussi en même tems les bains de pieds; mais ils ne furent pas plus heureux; j'eus pour lors recours aux bains entiers et tièdes; les mêmes symptômes subsistèrent toujours; les bains froids n'eurent pas plus de succès; voyant donc que les antihystériques ordinaires, même les feuilles d'oranger si vantées, ne réussissaient pas, je changeai de batterie, je lui fis prendre des bouillons de veau, et du sirop d'orgeat en bavaroises; ce nouveau remède tranquillisa la malade un jour ou deux; mais les symptômes reparurent bientôt et même avec plus de violence. La malade parlait continuellement nuit et jour, jusqu'à extinction de voix, et toujours en déraisonnant. Elle croyait voir à chaque instant des spectres; elle se représentait des rats, des souris, et autres animaux immondes. Elle ne voulait point manger, et ses nerfs étaient dans la plus grande agitation, sans néanmoins aucune apparence de fièvre; j'étais pour lors fort embarrassé; la manie étant totalement déclarée, je ne savais à quel remède je devais avoir recours. Je me rappelai que j'avais fait part au public, dans ma dissertation sur la vigne, d'un remède pour guérir la manie; et ce remède n'est autre chose que l'infusion de millepertuis et du vinaigre distillé; je me déterminai à en faire usage pour notre malade; je lui fis prendre le matin, deux bonnes tasses d'infusion de millepertuis, et l'après midi, une once et demie de vinaigre distillé, à la dose d'une cuillerée, de demi-heure en demi-heure: la malade n'en eut pas pris trois jours, que les tressaillemens des tendons diminuèrent, qu'elle commença à raisonner juste, et qu'elle dormit d'un profond sommeil, même pendant fort long-tems, et cela n'était pas surprenant, depuis le tems qu'elle ne dormait pas et qu'elle était toujours en agitation nuit et jour. Le calme rétabli, j'ai cru devoir la purger; la purgation opéra très-bien, mais le deuxième jour la maladie reparut avec plus d'activité qu'auparavant; je revins pour lors à l'infusion de millepertuis, et à l'usage du vinaigre distillé; je lui fis faire usage en même tems des bains de pieds, et de deux lavemens tous les jours. Au bout de cinq ou six jours les symptômes diminuèrent et l'esprit revint: cependant j'avais toujours eu soin de faire prendre à la malade, des bouillons d'une consistance assez forte, parceque je suis persuadé que les maniaques doivent prendre quelque nourriture; enfin toutes les fonctions se rétablirent; mais on a observé qu'à la fin de cette maladie, les jambes parurent se paralyser, et que la malade urinait sans s'en appercevoir, ce qui lui occasionna, vu sa maigreur, des écorchures qui guérirent par le moyen du vin chaud et du suif, que je fis appliquer dessus; quant aux jambes à-demi paralysées, je fis faire des embrocations avec du vin rouge chaud et des plantes aromatiques, entr'autres de la petite sauge, ce qui leur donna du ton. La malade se porta toujours de mieux en mieux; elle n'urina plus involontairement; la raison lui revint parfaitement, et elle ne s'est pas rappelé l'état convulsif et maniaque où elle s'était trouvée; sur la fin de la guérison, il lui est survenu une espèce d'ébullition aux bras et aux cuisses, mais qui a disparu dès le lendemain; je lui ai toujours continué l'usage de l'infusion de millepertuis et de vinaigre distillé, jusqu'au 20 octobre, pour plus d'une raison, quoiqu'elle se portât très-bien; elle commence à reprendre ses forces; mais il est à observer que depuis mon traitement, qui a duré deux mois, les règles n'ont plus reparu.

Vous pouvez juger, monsieur, d'après cette observation, de quelle efficacité est le vinaigre distillé dans la manie. Vous ne pouvez assez le recommander, surtout pour une maladie contre laquelle, jusqu'à ce jour, on n'a encore trouvé aucun remède.

Pour faire le vinaigre distillé, rien n'est plus facile; vous remplissez aux trois quarts et demi une cucurbite de grès, de vinaigre blanc ou rouge; vous placez le vaisseau dans un fourneau, disposé de manière qu'il renferme les trois quarts de hauteur de la cucurbite; vous fermez avec de la terre à four détrempée, les ouvertures qui restent entre les parois du fourneau et la partie supérieure du vaisseau; vous adaptez à la cucurbite un chapiteau de verre; vous lutez avec du papier enduit de colle de farine; vous ajoutez un récipient au bas du chapiteau; vous procédez à la distillation par un feu modéré, que vous augmentez par degrés ; vous continuez la distillation jusqu'à ce que vous ayez tiré environ les cinq sixièmes du vinaigre : c'est ce qu'on appelle *vinaigre distillé.*

Le vinaigre n'est donc autre chose que l'acide fluor, que vous tirez par la distillation des liqueurs qui ont subi précédemment la fermentation acide; vous séparez par la distillation, les matières extérieures et salines cristallisées. Mais si vous voulez vous servir intérieurement du vinaigre distillé, n'employez pour la distillation, que des vaisseaux de grès ou de verre, parcequ'il agit sur tous les métaux, excepté sur l'or, la platine ou l'argent; quand vous le distillez dans des vaisseaux de cuivre étamé, ainsi qu'il se pratique pour l'ordinaire en grand, il devient dangereux, d'autant qu'il peut contenir du cuivre ou de l'étain en dissolution.

Suivant la plupart des auteurs, le vinaigre distillé devient un anti-putride fondant, propre à empêcher la coagulation des humeurs et du sang; il divise et atténue, si on en croit le grand Boërrhave, et vous pouvez bien vous en rapporter à lui; le vinaigre distillé convient dans les maladies aiguës et inflammatoires; il est encore propre dans les maladies convulsives, hypocondriaques et hystériques; il est même légérement sudorifique, et ce n'est que par cette qualité qu'il convient pour guérir la manie. Rarement l'emploie-t-on intérieurement, malgré ses bonnes qualités.

Depuis près de soixante ans, je n'ai cessé, monsieur, de faire de nouvelles découvertes en médecine, et de faire connaître dans ma patrie celles des autres, qui y étaient ignorées; je me suis aussi appliqué aux différentes branches d'économie rurale; j'ai sacrifié pour mon pays mes travaux, mes voyages, mes peines et ma fortune, et pour récompense, je me trouve dépouillé de tout, ne me restant sur la fin de mes jours que des infirmités;

j'espère, monsieur, que vous vous intéresserez pour moi dans des circonstances aussi malheureuses ; je compte spécialement sur votre bonté.

J'ai l'honneur d'être, etc.

*Post Scriptum.* La malade a été parfaitement guérie de sa manie, et elle est restée près d'un mois sans aucune atteinte ; mais comme depuis près de six mois qu'elle ne mangeait presque pas, et qu'elle ne pouvait même digérer le peu qu'elle prenait, il lui est survenu un flux qui a dégénéré en dyssenterie, dont elle a péri, malgré tous les secours de l'art qu'on a pu lui apporter ; il s'y est joint un flux hémorrhoïdal ; ce n'est donc pas par la manie qu'elle a perdu la vie, mais plutôt par une dissolution totale ; autrement elle serait morte apoplectique et léthargique.

---

# DISSERTATION

## EN FORME DE LETTRE,

### *Sur l'Arnica, connu plus communément en Lorraine sous le nom de* Tabac des Vosges, *et sur ses propriétés pour guérir les hémorrhagies et les chutes.*

J'ai appris, monsieur, depuis peu, du malade même, la guérison d'une hémophthysie, par le moyen de l'Arnica. J'avais ouï vanter plusieurs fois les vertus de cette plante, surtout à Strasbourg, où j'ai suivi pendant près de six mois les hôpitaux militaires; mais je n'en avais jamais fait ni vu faire usage; je ne la connaissais même que fort superficiellement, surtout quant à ses propriétés, lorsque Morat, directeur des pompes de cette ville, m'honora de sa visite, accompagné de Marcandier, ce citoyen zélé. Le motif de la visite de Morat, était pour me charger, comme ayant habité long-tems la Lorraine, de lui faire venir des montagnes des Vosges, quelques livres de fleurs d'Arnica; je pris à l'instant la liberté de demander à ce particulier ce qu'il voulait faire d'une aussi grande quantité de fleurs de cette plante. Il me répondit qu'il en faisait tous les jours une infusion théiforme; qu'il lui était en quelque façon redevable de la conservation de sa vie, et qu'il tâcherait d'en avoir toujours chez lui, tant pour sa personne que pour celles qui sont sous ses ordres. Je réitérai mes instances auprès de lui, pour connaître la maladie dont il me dit être attaqué. Je crachais, me dit-il, presque continuellement du sang, et même un sang pur, vermeil et écumeux; une fois entr'autres, ajouta-t-il, j'eus un crachement de sang si abondant, qu'on fut obligé de me saigner plusieurs fois, et au lieu de diminuer par des saignées réitérées, il augmentait encore; il fut même accompagné d'une grande fièvre, et ce ne fut qu'avec peine que le médecin à qui je confiai pour lors le soin de ma maladie, put parvenir à faire passer cette fièvre, et à appaiser le crachement de sang, qui ne fut pas long-tems sans reparaître. On me conseilla pour lors l'usage théiforme de l'Arnica; je ne différai pas un instant à me rendre à cet avis, et depuis que j'ai usé de cette plante, mon crachement de sang s'est arrêté totalement; il n'a plus reparu, et je me porte à présent assez bien, ainsi que vous pouvez en juger en me voyant. Effectivement Morat paraît actuellement jouir d'une très-bonne santé, et même d'une constitution la plus saine.

Sa maladie, ainsi que vous pouvez, monsieur, le remarquer par ses symptômes, était une vraie hémophthysie ; vous pouvez donc ajouter l'usage de l'arnica aux différens remèdes indiqués pour cette maladie ; la dose doit être d'une bonne pincée de ses fleurs pour un demi-septier d'eau, mesure de Paris, à prendre soir et matin. Ce remède est des plus simples, des plus faciles, et en même tems des plus efficaces. J'ai prié M. Morat, de me permettre, en faveur de l'humanité, de vous en faire part, afin de le rendre public, comme vous avez coutume de faire de toutes les observations que je vous communique. Quelle estime ne devez-vous donc pas avoir pour l'arnica, après de pareilles cures ? Nous voyons souvent, dit le docteur Jean-Michel Fehr, en parlant de cette plante, que tandis que nous recherchons avec trop de soin la nomenclature de certaines plantes, ou nous perdons presque de vue la plante elle-même, avec ses vertus les plus vantées, ou nous les laissons à discuter et à juger aux parfumeurs et aux femmelettes ; c'est ce qui est arrivé au sujet de l'arnica, plante si utile et si salutaire. Dodoëns, ce fameux botaniste, n'en connaissait pas la véritable valeur, et la croyait très-rare ; et après lui Jean Bauhin. Cependant elle était déjà connue du vulgaire, principalement des mariniers ; l'usage de cette plante était chez eux même plus fréquent que chez quelques médecins et botanistes. Il est fâcheux, continue ce docteur, qu'on fasse quelquefois de grandes dépenses, et qu'on emploie beaucoup de tems et de travaux pour tirer des entrailles de la terre, même au danger de sa vie, quelque remède, qu'on prépare ensuite selon l'art, et qu'on purifie par la force du feu, pour le rendre simple, ou en faire un composé, qu'on distribue par grains, ou par petits paquets, souvent même avec ostentation, tandis qu'on néglige des remèdes domestiques et qui se trouvent partout. Ne vaudrait-il pas bien mieux, à l'imitation des premiers inventeurs de la médedecine, et des modernes qui la pratiquent si heureusement à la Chine, dans le Japon, dans les autres parties des Indes, et même dans notre continent, où l'on trouve souvent dans les plantes de très-bons remèdes, et même des spécifiques; ne vaudrait-il pas mieux, dis-je, se servir contre ces maladies, des remèdes sûrs, simples et approuvés, que de formuler de grandes ordonnances qui souvent se contredisent, par les remèdes qu'on y fait entrer.

L'arnica convient aussi dans l'asthme et les catarrhes; il fait éternuer, provoque parfaitement les règles et les urines: il appaise les coliques et les douleurs histériques, consolide les vaisseaux rompus; il est encore excellent pour chasser les graviers et le calcul; il excite fortement la sueur, et quelquefois le vomissement : aussi est-il très-bien indiqué dans les maladies chroniques et les fièvres continues. Mais dans les contusions et les chutes, il est d'une si grande vertu, et passe pour être si efficace pour dissoudre les grumeaux de sang arrêté, qui gênent le mouvement et la respiration, qu'à peine trouverait-on dans les trois règnes un remède aussi simple dans ces cas; on peut donc regarder cette plante comme un spécifique dans les chutes; car dès qu'on en a pris, elle se porte avec tant d'impétuosité vers le lieu affecté, et pénètre si fort les grumeaux de sang, qu'on a observé qu'elle y avait excité de violentes convulsions et quelquefois une grande difficulté de respirer, surtout lorsque la dose est trop forte, et que le mal est opiniâtre et invétéré; on calme bientôt ces accidens, ou par un vomissement spontané, ou par l'ouverture de la veine. On fait usage de sa racine, de ses feuilles et de ses fleurs; la dose ne doit pas excéder deux bonnes pincées pour les personnes les plus robustes; elle est ordinairement d'une, ainsi que je vous l'ai observé; on l'emploie communément en décoction dans de la bière, ou en infusion dans de l'eau ordinaire; on peut aussi la faire infuser dans du vin médicinal avec d'autres drogues, pour plusieurs maladies du bas-ventre, de la matrice, de la rate, et de la vessie. On prépare encore une poudre sternutatoire excellente avec ses feuilles et sa racine; mais sa principale vertu consiste à dissoudre le sang; c'est ce que prouve très-bien le docteur Jean-Michel Fehr, par plusieurs observations. Morand, dans une lettre qu'il a écrite au docteur Camus, dit que l'arnica est une plante qui se trouve très-abondamment aux environs de Plombières, et principalement sur les plus hautes montagnes des Vosges; elle est aussi connue dans le pays, sous la dénomination de Tabac des Capucins, ou de fleur de Tabac. A Nancy, et dans toute la Lorraine, on n'en fait pas seulement usage comme d'un sternutatoire, mais on la prescrit aussi comme alexitaire, pour rétablir ou augmenter, dans toute l'habitude du corps, le mouvement du sang et des esprits ralentis par leur épaississement, ou par leur stagnation dans quelque partie: on s'en sert encore dans les fièvres malignes. Kast, médecin, s'en servait dans quelques maladies de poitrine, lorsqu'il était question de recourir aux incisifs; la dose est de six grains, ou pour les sujets faibles, d'une petite pincée, sur laquelle on verse quatre verres d'eau chaude. On m'a assuré dans ce pays-ci (Plombières), que cette plante produit un effet singulier sur ceux qui en prennent, soit qu'on doive l'attribuer à une forte dose, soit qu'elle agisse d'autre manière. Elle cause d'abord un petit étourdissement, quelquefois même une espèce de catalepsie légère et momentanée; elle est connue, non-seulement dans les montagnes des Vosges; mais elle croît encore plus abondamment dans les Alpes, sur les montagnes de la Lance, auprès du Vivarais ; dans plusieurs endroits de la forêt d'Orléans ; elle se trouve surtout en abondance dans la Sologne ; les Solognais et les bûcherons de la forêt d'Orléans, l'appellent *grande bétoine*, et la prennent en guise de tabac. C'est dans ces endroits qu'un botaniste doit chercher cette plante en fleurs, pour l'avoir dans son beau et dans son naturel ; car elle n'aime que les terres incultes, et elle ne se plaît jamais dans les jardins ; elle n'y vient qu'avec peine. Salerne, médecin d'Orléans, faisait accommoder ses feuilles en carottes comme le tabac, et s'en servait avec succès dans les maux de tète invétérés, pour les sujets pituiteux.

J'ai l'honneur d'être, etc.

*Post-Scriptum.* Je publierai dans la suite des observations sur le genre d'arnica, ses différentes espèces, et ses propriétés.

---

## OBSERVATIONS

### *Sur le Géranium, surnommé l'*Herbe à Robert*, ou l'*Herbe à squinancie *; sur ses propriétés médicinales, principapalement contre les chutes et les hémorrhagies.*

Nous ne parlerons ici que des propriétés de l'herbe à Robert, nous réservant de traiter au long du genre de cette plante, dans une dissertation particulière ; l'herbe à Robert, qui est une des espèces de bec-de-grue, a sa racine menue et jaune ; ses tiges de la hauteur d'une coudée, velues, noueuses, rougeâtres, branchues, couvertes de poils ; les pétioles des feuilles sont presque rouges, velues ; les feuilles sont opposées, aussi velues, divisées en cinq lobes étroits, découpées en manière d'aîles, d'une couleur souvent rougeâtre. Les péduncules des fleurs sont axillaires ; elles portent deux fleurs polypétales, régulières, rosacées, ayant cinq pétales cordiformes ; leur calice est à cinq pièces ovales, aiguës, concaves ; les étamines sont au nombre de dix, et sa corolle est rouge ou violette ; le fruit est en forme de bec alongé, marqué longitudinalement de cinq stries, divisé en cinq battans, qui lors de la maturité se détachent de la base et se relèvent, en se roulant sur eux-mêmes, pour laisser sortir des semences réniformes : cette plante croît presque par toute la France, sur les rochers, sur les décombres.

Chomel, en parlant de cette plante, dit avoir vu des personnes s'en servir dans les fluxions et les enflures, en l'appliquant en forme de cataplasme, sur la partie souffrante, soit écrasée au mortier, sur une pelle chaude, soit bouillie légérement dans un peu de vin. Tout le monde sait qu'on se sert utilement de l'herbe à Robert pilée avec du bon vinaigre, et appliquée extérieurement pour les maux de gorge. Hoffmann prétend que la simple décoction de cette plante soulage les douleurs du corps ; une semblable décoction mise en fomentation sur la vessie, pousse les urines, et soulage les hydropiques ; on en met aussi sur les jambes bouffies. Rien n'est meilleur pour arrêter les hémorragies, que le vin où ces feuilles ont été macérées pendant une nuit après les avoir incisées ; c'est un excellent vulnéraire, non-seulement contre les chutes, mais encore propre à arrêter le sang, mondifier les plaies et ulcères ; on s'en sert comme d'un puissant résolutif contre la squinancie, les fluxions, les enflures, les tumeurs, les œdèmes, les squirres, les chancres, les clous, les érysipèles, en forme de cataplasme.

Leclerc, chirurgien à Châteaulin en Bretagne, nous a fait part des guérisons qu'il a obtenues par l'usage de cette plante ; nous allons rapporter ses propres paroles :

« Je me trouvai, dit M. Leclerc, à trois quarts de lieue de Châteaulin, sans autre remède que mes lancettes ; on vint à la hâte y chercher un prêtre pour administrer l'extrême-onction à un particulier qui était tombé sur des roches de près de 20 pieds de haut ; on me pria de vouloir bien m'y transporter pour y donner mes soins ; je trouvai à mon arrivée le malade sans connaissance et sans mouvement, tout contus et tout blessé. Je commençai d'abord par lui faire une saignée copieuse, après quoi j'apperçus dans les environs du-bec-de-grue à tiges rougeâtres, j'en ramassai et j'en exprimai le jus, que je donnai pour lors au malade. Quelque tems après il fut transporté à une demi-lieue, et au bout de sept jours il s'est trouvé en état de travailler comme auparavant, sans nouveau secours.

Je me suis trouvé, continue M. Leclerc, dans trois occasions différentes, où j'ai employé le bec-de-grue, et toujours avec le succès le plus constant) un fermier tomba de dessus un cerisier de plus de 30 pieds de haut ; deux doses de jus de bec-de-grue, et deux saignées l'ont parfaitement guéri.

En dernier lieu, un bourgeois du pays, âgé de 75 ans, tomba de dessus un prunier de 15 pieds de haut, dans un canal de moulin où il n'y avait que des pierres ; eh bien ! je n'employai d'autre remède pour le guérir, que le jus de bec-de-grue, et il est actuellement aussi agile qu'avant sa chute.

# REMEDE

## CONTRE L'HYDROPISIE.

### *Clairette purgative.*

PRENEZ eau-de-vie de Languedoc, une chopine;
Jalap concassé, une once;
Canelle, un gros;
Coriandre, crême de tartre, santal citrin, santal rouge, de chacun un demi-gros.

Faites infuser le tout au soleil, ou sur des cendres chaudes, pendant 24 heures dans une bouteille bien bouchée, ayant soin de la remuer souvent; ajoutez-y un morceau de sucre. La dose est depuis une once jusqu'à deux; le malade en prend une once et demie tous les cinq jours; c'est un des meilleurs purgatifs dans l'hydropisie, sans être ni fatigant ni désagréable. On ne peut assez en recommander l'usage, et pendant les jours d'intervalle, le malade fera usage d'une tisane dans laquelle on fait entrer les cinq racines apéritives, la deuxième écorce de sureau et de frêne.

# NOTICE

## *Sur les propriétés de la Pensée, pour guérir les croûtes laiteuses des enfans.*

CHARLES STRACK, professeur à Mayence, nous a fait connaître les propriétés des feuilles de la pensée, *viola tricolor*, pour guérir les açores et les croûtes laiteuses des enfans; il employait, et toujours avec succès, ces feuilles sèches et vertes; nous nous en sommes aussi servis efficacement différentes fois dans ces cas; voici la méthode d'en user:

Faites cuire dans du lait ces feuilles récentes, après les avoir coupées, et donnez de cette potion à l'enfant matin et soir; ou bien

Réduisez en poudre ces feuilles, après les avoir fait sécher à l'ombre, pour pouvoir en avoir dans toutes les saisons; mettez infuser pendant deux heures un demi-gros de cette poudre dans du lait de vache; faites-en une décoction que vous passez ensuite par le tamis; donnez-en à boire à l'enfant deux fois par jour, le matin et le soir; il faut par jour un gros de poudre; ou bien, si vous aimez mieux, faites avec ce lait, de la soupe, ou une espèce de panade; la pensée n'aigrit point le lait, et ne lui donne aucune saveur désagréable.

Au moyen de ce remède pris pendant huit jours continuels, on favorise l'éruption de plusieurs pustules chez les enfans, même chez ceux qui n'auraient aucune croûte, ou fort peu; tout le visage se couvre d'une couche assez épaisse; on fera même bien d'en prévenir les pères ; si l'urine se trouvait auparavant sans odeur , elle prend pour lors l'odeur d'urine de chat ; cette boisson se continue jusqu'à ce que l'humeur soit entièrement sortie. L'éruption étant faite, les croûtes étant devenues fort épaisses, et ne restant plus rien ; alors ces croûtes tombent d'elles-mêmes, et se détachent pour l'ordinaire par larges fragmens au bout de quinze jours ; elles quittent la peau sans laisser aucun vestige, ni aucune marque, malgré leurs chutes ; on continuera néanmoins encore quelque tems ce remède, pour qu'il ne reste du mal aucune apparence ; on a remarqué que lorsque la guérison commence, l'urine perd insensiblement de sa mauvaise odeur.

---

# NOTICE

## *Sur la Dentelaire, regardée comme un remède spécifique contre la gale.*

Ce remède contre la gale, qui paraît l'emporter sur ceux qui sont connus jusqu'à présent, par la promptitude de son action, et par le peu d'appareil qu'il exige, est une simple préparation de la racine de la dentelaire, *plumbago europœa.* Cette plante est vivace, croît dans l'Europe méridionale, et plus particulièrement aux environs de Montpellier; ses feuilles et ses racines sont d'une saveur très-âcre; la racine a une odeur aromatique. On prend deux ou trois poignées de cette racine, on la pile dans un mortier de marbre; on jette dessus une livre d'huile bouillante, et on l'agite pendant trois ou quatre minutes avec la racine; on passe le tout au travers d'un linge; lorsqu'on veut faire usage de ce remède, on aura soin que l'huile soit bien chaude; on y trempera le nouet avec lequel on agite le dépôt qui s'est formé au fond de l'huile; on s'en sert pour frotter un peu fortement toute la superficie du corps, en réitérant les frictions de douze heures en douze heures; on les continuera tant et si long-tems qu'il y aura des restes de gale; on peut se dispenser des remèdes et des préparations intérieures. Cependant on fers toujours bien de les employer.

## Liste *des Ouvrages nouveaux économiques de* J. P. Buc'hoz.

1°. Réflexions sur le genre du *Robinier*, ses différentes espèces, leurs descriptions génériques et spécifiques; leurs cultures, principalement celles du faux Acacia, de l'arbre aux Pois, du Robinier rose, qui sont les espèces les plus remarquables de ce genre, auxquelles on a joint une Notice sur la *Massette d'eau*, et sur ses propriétés médicinales et économiques, actuellement *sous presse*.

2°. Dissertations sur le Sorbier et la Viorne, auxquelles on a joint un Supplément aux Réflexions sur le Robinier.

3°. Mémoires sur le Blé de Smyrne, autrement Blé d'abondance; sur celui de Turquie, le grand Millet d'Afrique, et la Poherbe d'Abyssinie, toutes plantes alimentaires pour l'homme, et dont on ne saurait assez étendre la culture, par la fécondité qu'elles répandent par-tout.

4°. Dissertations sur le Cèdre du Liban, le Platane et le Cityse, arbres très-intéressans, qui plaisent autant par la majesté de leur port que par les avantages réels qu'on en peut tirer pour l'Agriculture et les Arts, auxquelles on a joint un Supplément sur le Sorbier.

5°. Observations aux Amateurs et aux Jardiniers fleuristes, sur quatre genres d'Arbustes (l'*Azalée*, le *Cletra*, le *Kalmia* et le *Rhododendron*), qui méritent d'être cultivés dans leurs jardins, tant par la beauté de leurs feuillages que par l'éclat de leurs fleurs, et qui, faute d'être suffisamment connus, y sont totalement négligés; on a joint à ces Observations une Notice sur la *Châtaigne d'eau*, sur ses propriétés médicinales et alimentaires, seconde édition, exactement corrigée et augmentée.

6°. Mémoires sur l'*Hortensia* et le *Cestrau*, remarquables, le premier, par l'éclat de ses fleurs, le second, par leur odeur; avec des détails très-intéressans sur leurs cultures, pour former, par leur réunion avec les Observations aux Amateurs, sur l'*Azalée*, le *Cletra*, le *Kalmia* et le *Rhododendron*, la plus belle collection d'Arbustes qu'on puisse desirer pour l'ornement des jardins; troisième édition, revue et augmentée de deux Mémoires sur deux autres genres d'Arbustes très-curieux, connus sous les noms de *Lagerstroëm* et de *Fothergille*.

7°. Notice sur la Stramoine en arbre, ou *Datura arborea*, arbre du Pérou, qui se cultive depuis peu en France, et qui plaît tant par ses fleurs gigantesques, que par le parfum qu'elles répandent.

8°. Méthode pour traiter les différentes maladies même les plus rebelles, telles que la phthysie pulmonaire, par l'usage des fumigations humides et végétales; l'asthme même le plus invétéré, par une infusion expérimentée des plantes; les maladies de matrice par les fumigations sèches; l'incontinence d'urine par une tisane astringente; les plaies, ulcères et blessures, par une eau vulnéraire très-simple, sans être compliquée.

9°. Ce petit opuscule fait suite aux précédens, et c'est précisément celui dont il s'agit ici.

www.ingramcontent.com/pod-product-compliance
Ingram Content Group UK Ltd.
Pitfield, Milton Keynes, MK11 3LW, UK
UKHW021639260726
13994UKWH00003B/1224